W0265596

Heinz Grill

ANATOMIE UND PHYSIOLOGIE

Heinz Grill

Anatomie und Physiologie aus der Quelle schöpferischer Erkenntnis

Eine praktische Anweisung
für Yogaübende und Yogalehrer

Anschrift in Österreich:
Spirituelle Besinnungsstätte
Haus Wilhelmine
Dorf 63
A-6323 Bad Häring

Anschrift in Deutschland:
Kirchreit 1
D-83564 Soyen

2. erweiterte Auflage

ISBN 3-9802935-3-X
Copyright 1994 bei Verlag für Schriften von Heinz Grill
Geert De Neve
Hohenburg 29
D-83564 Soyen
Alle Rechte vorbehalten
Vochezer-Druck, 83368 St. Georgen

Inhalt

Vorwort

Mit diesem Buch von Heinz Grill liegt ein Werk vor uns, das auf ganz neue Weise die Bereiche der Anatomie, Physiologie und Pathologie erschließt. Dabei werden vor allem die feineren Zusammenhänge und die tieferen Gesetzmäßigkeiten des Lebens nähergebracht.

Durch H. Grill ist eine Kraft wirksam, die unmittelbar aus der höchsten geistigen Sphäre hereinfließt. Dieses so feine Wirken, das viele, die Seminare bei ihm besucht haben, kennen, wird in besonderer Weise auch in seinen Büchern offenbar. So können seine Schriften als Meditationsinhalte dienen. Sie führen den Leser zu einer anderen Art des Denkens.

Wie sehr ist das gewöhnliche Denken gefangen in den engen Grenzen unserer Vorstellungen und Glaubensmuster, unserer Gedanken- und Gefühlsstrukturen, wie stark lebt darin die Tendenz, an äußeren Erscheinungen Halt und Sicherheit zu finden. Unser Denken ist eher technisch, kompliziert und anstrengend. Es bewegt sich innerhalb der Begrenzungen menschlicher Logik und äußeren Wissens. Wirkliches Verstehen der tieferen Zusammenhänge des Lebens ist auf dieser Ebene nicht möglich. Heinz Grill sagt dazu: "Die Schwierigkeit des Verstehens entsteht deshalb, weil das heutige Denken sehr gefühlsgebunden, einseitig, theoretisch und wirklichkeitsfremd geworden ist."

Die Wissenschaft, und damit auch Medizin und Psychologie, pflegen in unserer Zeit dieses rein intellektuelle Denken. Die Forschung hat gelernt, sich im Äußeren zu orientieren. Die Ergebnisse zeigen sich als exakte, detaillierte Betrachtung der äußeren Gegebenheiten, der meß- und wägbaren Natur des Körpers in seiner materiellen Erscheinung. Da aber der Glaube und die Verehrung einer höheren Kraft und Gesetzmäßigkeit fehlt, findet diese Denkart keinen Bezug zur kosmisch-geistigen Dimension des Lebens.

Durch Heinz Grill ist ein kosmisch-geistiges Wirken für uns gegeben, er wirkt und spricht aus der unmittelbaren Quelle des Geistes. Damit findet in jedem, der sich mit Offenheit und Bereitschaft dem Höheren zuwendet, ein stiller Wandel des Innersten statt.

Immer wieder betont er, wie wichtig das Lesen in inspirativen Schriften ist - Werke, die aus der tiefen Verbindung und Liebe zum Geistigen entstanden sind. Obwohl diese Botschaften in einer im Grunde einfachen Sprache geschrieben sind, fällt das Verstehen der inneren Zusammenhänge meist schwer. Erst durch ausdauernde und ernsthafte Hinwendung zu diesen Inhalten entwickelt sich mit der Zeit ein feines Empfinden für die tiefe Kraft und Wahrheit der manchmal ungewohnten Worte.

Betrachtet man das Leben und Wirken verschiedener Heiliger unserer Kultur, wie z. B. das von Hildegard von Bingen, wird deutlich, daß in diesen Menschen ein anderes Seelenleben und damit eine ganz andere Art des Denkens wirkte. In ihnen lebte, gegründet in der Liebe zu Gott, selbstloses Dienen. Dienst führt die Seele zur Reinheit, und diese Reinheit ist die Basis des geistigen Schauens, der Imagination.

Ein Wissen über die weltlichen Zusammenhänge und Gesetze erscheint in jedem Falle recht wichtig, dennoch darf es nicht isoliert auf das materielle Leben bezogen bleiben. Das eigentliche Leben hat mit Angelerntem nichts zu tun. Das äußere Wissen ist für sich alleine wertlos, da es das Leben selbst, wie es sensibel und fein über allem strahlt, nicht erkennt. Wesentlich für alles Wissen ist die Reinheit aus der Seele, durch welche ein Verstehen zuteil wird, das frei von der Gebundenheit der menschlichen Logik in unberührter Weite lebt.

So liegt der Schwerpunkt dieser Schrift auch nicht in medizinischen Details, sondern vielmehr in einer übergeordneten Sichtweise für die Organsysteme und das Körpergeschehen. Auch der Bezug zur Asanapraxis, welche eine tiefgreifende Bedeutung für das Seelenleben hat, wird veranschaulicht.

Das Buch über das „schöpferische Denken" bezieht sich auf die Anatomie und Physiologie des Körpers. Die Materie des Körpers bildet aber nur den greifbaren Bezug zum eigentlichen Schulungsprinzip, das die Verwandlung des Denkens betrifft. So beginnt das Buch mit einer Betrachtung über die Unterschiede im Denken und endet mit einer tiefen Meditationsanleitung zur Erlangung des geistigen Schauens.

Die Fotos, die manchen Kapiteln angefügt sind, zeigen den Charakter der Hingabe und Meditation. Sie sind von verschiedenen Schülern aufgenommen.

Johanna Blümel

Das intellektuelle Denken im Gegensatz zur reinen Erkenntnis

Die innerste Sehnsucht des psychischen Wesens zeigt sich in seinem Drängen hin zu Gott durch die heilige Liebe und ungeteilte Freude. Vor allem Wissen sucht die Seele des Menschen die göttliche Liebe. Die Liebe zu Gott ist der Sporn, das Ziel, die Wahrheit. Sie steht höher als das höchste Wissen auf dieser Erde.

Lernen soll untrennbar mit seelischem Wachstum verbunden sein. Ein neugeborenes göttliches Kind erhebt sich aus der innersten Natur mit den Lernschritten, die gleichzeitig Verwandlungsschritte des herkömmlichen Denkens, Fühlens und des Willens sind. Ist das Lernen mit dem Glauben an Gott und der Liebe zu ihm verbunden, trägt das Denken ein Licht der Wahrheit und der Wille eine Flamme der Reinheit in sich. Über einer dunklen Grotte erhebt sich die Erkenntnis aus der Seele auf die Höhe der ewigen Wirklichkeit, die in einer verborgenen Wiege im übersinnlichen Leben ruht.

In unserer Kultur existiert leider die allgemeine Meinung, man müsse durch intellektuelles Wissen sein Selbstbewußtsein stärken, bevor man sein Bewußtsein zu der Ebene des Seelenlebens und den Geisteshierarchien emporlenkt. Diese Anschauung führt zu mühseligem Lernen von Studieninhalten über den Körper und seine Funktionen. Die meisten Studenten leiden infolge des trockenen Lernstoffes an Müdigkeit und nervlicher Erschöpfung. Insgeheim spürt die Seele beim Lernen, das oftmals ein reines Auswendiglernen ist, den Entfremdungscharakter der Studieninhalte und reagiert mit mehr oder weniger offensichtlicher Ablehnung. Die Sehnsucht der Seele ist für jeden Menschen eine heimliche Hoffnung auf höhere Einswerdung im seligen Frieden des Geistes. Wissensgut aber, wie es allgemein in unserer von Angst und Sorge erfüllten Zeit gepflegt und zu Idealen erhoben wird, führt nicht in die tiefe Innenwelt der göttlichen Herzmitte, sondern fördert nur das einseitige, materiell orientierte Kopfdenken.

Die reine Empfindungskraft der Seele liegt in der Stärke, die Wirklichkeit mit wacher Aufmerksamkeit zu beobachten, sie wahrzunehmen und damit zu erkennen, wie sie ist. Diese innerste Fähigkeit der Seele kann durch ein geduldiges Studium, das die religiösen Grundprinzipien wahrt, langsam in Erfahrung gebracht werden. Vorsicht und Wachsamkeit sind jedoch in jedem Falle notwendig, damit nicht die trügerische Schlinge einer Verwechslung des reinen Denkens mit einem unterschwelligen Gefühlsleben erfolgt. Gefühle und unbewußte Wünsche dürfen nicht in das Denken hineinkommen. Sie entspringen ihrer Natur nach völlig entgegengesetzten Quellen. Das reine Denken sieht die Natur, sieht die Mitmenschen, wie sie sind, es sieht die Welt ohne Täuschung, es nimmt die Erscheinungen urteilsfrei wahr und wird damit dem Leben gerecht. Das Gefühl aber unterliegt den Mächten der Subjektivität, die sich in den beiden Spielarten von Sympathie und Antipathie zeigen. Diese Kräfte sind von den persönlichen Meinungen und Eindrücken beladen und können die Wirklichkeit nur unvollständig oder gar nicht erkennen. So erfordert die Entwicklung dieses Wirklichkeitsdenkens die große Schule des Yoga, die zu Freiheit von persönlichen Ansichten und selbstentworfenen Glaubensbegriffen führt, damit die individuelle Seele in ein ewiges Wahrheitsfühlen, Wahrheitsbewußtsein, Wahrheitswirken und in eine immerwährende Wahrheitsliebe eintreten lernt.

Die Anatomie des menschlichen Körpers dient uns als Fachgebiet, um das Denken umfassender und wirklichkeitsnah zu schulen. Der Mikrokosmos des Leibes findet seine Entsprechung im Makrokosmos des Universums. Die Betrachtung der Anatomie darf gar nicht zu sehr am direkten Bild des Körpers erfolgen und auch nicht mit zu vielen theoretischen Begriffen beginnen. Würde man vom Körper und seinen Gliedern ausgehen und damit das entsprechende Abbild im Kosmos finden wollen, so bliebe man in einseitigen Ideen und wirklichkeitsfremden Theorien stecken. Die gesamte Beobachtung und das Erfassen des Körpers müssen von einer reinen, stillen Empfindung der Seele ausgehen, und dann erst können die richtigen Zusammenhänge zur materiellen Erscheinung des Körpers gefunden werden. Das reine Denken ist ein inneres, bildhaftes Wahrnehmen, das nahe der Seele wie eine stille kleine Blüte inmitten der Wiese menschlicher Achtsamkeit und Bescheidenheit lebt. Ein solch feines Wahrnehmen beginnt nicht mit den physischen Augen des Leibes, sondern mit den Augen der Seele, die der tiefen Natur des Bewußtseins entsprechen. Wenn man die Welt der Anatomie und Physiologie mit dieser innigen und doch sehr feinen Gedankenwesenwelt zu studieren beginnt, gewinnt sie einen lichten, edlen Charakter. Das Wissen wird nicht mehr lebloses Wissen des Kopfes sein. Das Wissen führt dann vielmehr in die hohe Welt der übersinnlichen Gedankensphäre. Der Prozeß, der zu dieser Beobachtung führt, schenkt lichte Klarheit und Zufriedenheit. Das Betrachten, das nichts anderes als ein einfaches, naturnahes Denken ist, gießt Freude und Wärme in brillanter und überzeugender Weise über die Studieninhalte aus.

Der materielle Boden der Erde ist durch die Schöpfung gegeben. Das geschaffene Werk ist von Anfang an aus dem einen und gleichen Geiste ausgehaucht. Wir sehen die Schöpfung, da sie ist. Wir stehen mit unseren Füßen auf der Erde, ruhen uns auf ihr aus. Sie schenkt uns Heimat und Geborgenheit, Wachstum und Kraft. Durch sie ist unser Körper geboren, durch ihren Lebensatem sind die Glieder und Organe entstanden. Die Erde ist gleich dem Körper und dieser ist der Tempel der Schöpfung. Wir sehen ihn als den Leib. Nicht aber sehen wir den Tempel des göttlichen Geistes. Das Denken und die menschlichen Gefühle bilden die umhüllenden Schleier um die Wahrheit und Wirklichkeit, die im Urbeginne eins sind und bleiben. Das Denken in der begrifflichen Norm und das Fühlen in der emotional übersäten Herzenswelt rauben die heilige Empfindung über die Existenz der Erde, und das Leblose gewinnt die Macht über das lebendige, ewige Sein.

Das Lebendige aber siegt einstmals über das Leblose. Das Tote hat keine Macht über das erhabene und thronende Dasein des einen, immerwährenden Geistes. Dies ist das Eine und dieses Eine führt zu der Arbeit in der Seele, die für alle Menschen, gleich welchen Standes und welcher Nation, notwendig ist. Eine Arbeit in aktiver Form bildet die Grundlage zur Entwicklung des universellen Geistes. Ändern wir unseren Blickwinkel und nehmen wir unsere Gedanken mehr aus einer bescheideneren, einfühlsameren Empfindungswelt des Herzens, so werden wir auf ganz andere Geschehnisse und Zusammenhänge aufmerksam, die den physischen Leib in seiner Form, Farbe und Ausdrucksweise betreffen. Eine notwendige Anforderung aber zeigt sich sogleich zu Beginn dieser Art des reinen Denkens. Denn das normale Bewußtsein orientiert sich immer gerne an der einfachsten bekannten Form. Nun muß das Denken auf gezielte Weise geschult werden, so daß es nicht sofort in die herkömmliche Logik der Sinnenwelt mit ihren Anschauungen und ihren kristallisierten Bewertungen verfällt, sondern vom Körper losgelöst in einer lichten Wahrnehmung verweilt. Obwohl diese Art und Weise des Denkens recht schwierig ist, können doch mit einiger Ausdauer die Fesseln der gewohnheitsmäßigen Mentalität, der Vitalität und der Körperlichkeit, die in ihrer Gebundenheit und Unwissenheit stecken, überwunden werden.

Einige Ausdauer ist für die Entwicklung des reinen Denkens unbedingt notwendig. Wird zu schnell die Geduld verloren, so bleiben die Ergebnisse aus und die ganze Arbeit wirkt deprimierend. Jeder suchende Yogaübende benötigt deshalb einige gute Vorsätze, Ausdauer und auch die Gelassenheit, nicht sogleich die besten Ergebnisse zu erhalten. Die Freude des reinen Denkens ist groß und erfüllt auf edle Weise das ganze Leben mit schöpferischer Kraft. Eine richtige Anschauung über den Körper, wie auch jede richtige Erkenntnis über das Leben, bewirken Frieden und Zuversicht. Das Dasein rückt durch die zarte Fügung der Seele in die Einheit der kosmischen Mitte. Es ist wichtig, die Zusammenhänge nicht auf mechanische Weise zu studieren, sondern die materiellen Verhältnisse mit einem wachsamen Überblick praktisch und lebensnah zu beobachten und damit durch die höhere Natur des Geistes einen Sinn in der Seele entstehen zu lassen.

Das reine Denken beginnt im Lernansatz mit der Pflege von allgemeinen und auch speziellen Gedanken über die Natur. Man beobachtet beispielsweise eine Pflanze, wie sie im Frühjahr gedeiht, im Sommer zur Blüte gelangt und im Herbst zu welken beginnt. Von der Pflanze verbleibt eine Knolle oder ein Same. Aus diesem Samen wächst im nächsten Jahreslauf unter günstigen Bedingungen wieder eine neue Pflanze. Durch die einfache und praktische Beobachtung der Begebenheiten in der Natur wird man schließlich auf die Wesensgestalt des menschlichen Körpers kommen. Der Körper ist nicht nur ein isoliertes Gebilde. Er webt und atmet in lebendigem Zusammenhang mit der gesamten Natur, mit der Lichtwelt der Sterne und mit dem Mineralreich der Erde. Das Studieren beginnt nicht mit isolierten Einzelheiten, sondern mit den so einfachen und lebensnahen Erkenntnissen der Naturprozesse. Von diesen ausgehend wird man die Gestalt des menschlichen Leibes neu erleben lernen.

Das reine Denken besitzt einen inneren, warmherzigen Charakter. Ruhe, Achtsamkeit und glaubende Liebe entstehen auf der Grundlage dieses Denkens. Da diese Seelenqualitäten in unserer Zeit rar geworden sind, bedarf es der inneren Umstellung. Mit dem intellektuellen Denken zeigt sich ein sehr hartes Charakterleben. Blickt man in die Augen des Menschen der Gegenwart, bemerkt man eine innere Leere oder gar Traurigkeit. Der Intellekt möchte durch Wissen die fehlende Wärme des Herzens und den fehlenden Glauben an Gott ersetzen. Den wirklichen Glauben, der die so wichtige Verbindung zu den Mitmenschen und schließlich zum göttlich-geistigen Leben darstellt, kann der Intellekt in keiner noch so großen Denkleistung finden. Der Verstand wie auch die äußeren Gefühle bleiben leer. Sie sind ihrer Natur entsprechend wie ein unbewohntes Haus im Winter, kalt und trostlos.

Ohne die Natur kann der Mensch nicht existieren. Er benötigt Nahrung, wie beispielsweise das Getreide, das auf den Feldern wächst. Er braucht das Quellwasser, um sich innerlich und äußerlich zu reinigen. Alle Produkte, die er für das Leben benötigt, gewinnt er aus der Natur. So sind die Ziegelsteine für das Haus aus dem Mutterboden der Erde gewonnen und mit dem Element des Feuers gebrannt, die Balken des Dachstuhls dem Wald entnommen und die Blumen, die die Fensterbank zieren, dem Garten. Die Kleidung, die der Mensch trägt, ist primär aus der Baumwolle strauchartiger Gewächse. Auf vielseitige und umfassende Weise schenkt die Natur dem Menschen die für seine Existenz notwendigen Dinge.

Über die Gesunderhaltung des Körpers hinaus spendet die Natur die lichte Nahrung von Formen und Farbenspielen auf feinerer Ebene. Die Wiesen und Wälder, die Berge und Seen, der Horizont und der blaue Himmel schenken großartige Bilder für die Seele. Das Zwitschern der Vögel und das Summen der Bienen, das Öffnen der Blüten einer Blume oder ihr Schließen am Abend sind stille Erinnerungen, die über das Sinnesleben empfangen werden. Diese Eindrücke sind wie eine Nahrung für die Seele. Ohne diesen tagtäglich stattfindenden Austausch durch die Sinne könnte ein Mensch nicht gesund existieren. Widmet sich der Student, der den Körper des Menschen verstehen möchte, der Vielfalt der Naturprozesse, wird er leichter einen Sinn für Harmonie und Ästhetik wachrufen. Das Denken, das er gewinnt, führt ihn zu weitaus mehr Bescheidenheit, als wenn er alleine den Körper mit seinen Geweben und Organen analysiert. Um die Anatomie und Physiologie in lebendigen Zusammenhängen zu verstehen, muß sich der innere Mensch mit den unmittelbar nahen, existenziellen Fragen des Daseins auseinandersetzen. Die herrlichen Erkenntnisse, die er auf diesem Wege finden wird, führen ihn in das Gemach der Seele. Das Bewußtsein wird in eine lebendige Schwingung versetzt, da ein Fühlen für die höhere Ordnung und die Richtigkeit aller Erscheinungen erwacht. Keine andere Erkenntnis wird er entdecken lernen als jene, daß der Mensch ein Nehmender ist und nur die Allmacht Gottes in Gnade und Liebe gebend wirkt. Dies ist das hohe Ziel eines jeden Studiums.

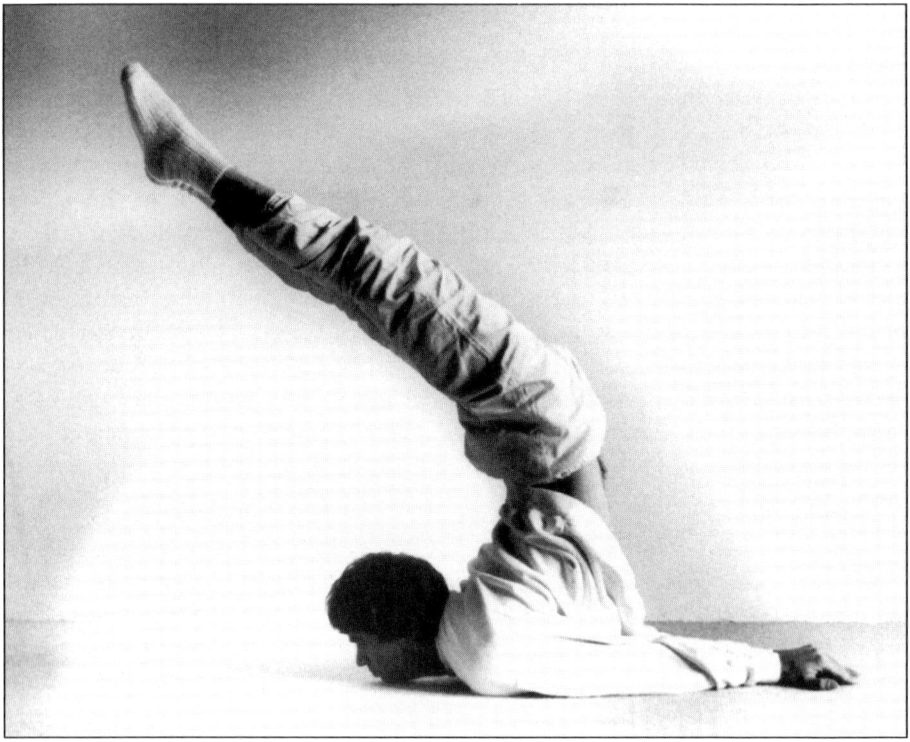

Der Körper repräsentiert die sichtbare Hülle, das irdische Kleid des Menschen. Dieser Körper, der den Gesetzen der vergänglichen Welt unterliegt, hat in sich keine eigenständige Macht. Seine Anmut, Schönheit, Harmonie, Leichtigkeit, Reinheit, Strahlkraft und Bescheidenheit erhält er aus der veredelten Seele, die ihr Licht aus der unendlichen heiligen Religion des Geistes empfängt.

Die Unterscheidung von Körper, Seele und Geist

Die Heimat des Bewußtseins

Der Körper bezeichnet und symbolisiert die irdische Hülle, die Seele das Lichtwesen der Sonne und der Geist das außerirdische Leben der ewigen Realität. Die Kräfte der Seele, die ihren Ursprung in der Schwerelosigkeit des Lichtes haben, sind das Denken, das Fühlen und der Wille. Das ewige Wort, das am Anfang war und durch den Sohn, den Christus, in die Welt gekommen ist, ist ewiger Geist, das Leben der Liebe. Dies ist das große Mysterium, das heilige Geheimnis. Die Seele, die durch die reine Liebe in der Gnade des Herrn dieses Mysterium erschaut, erfüllt sich mit seligem Frieden und geht ein in das Höchste. Dies ist Geist, und die Seele ist die Brücke, sie ist das Werkzeug auf der Erde, das jeder Mensch besitzt und für die Arbeit der Selbstwerdung und Selbstverwirklichung benützen darf. Die Liebe ist Geist, ein heiliger Geist, die Seele ist ein Friede, und in ihrer höchsten Aufmerksamkeit und Tiefe ist sie Glückseligkeit, Reinheit und immerwährende Stille.

Der Sanskritausdruck Atma bedeutet Seele. Er wird in der klassischen Yogaliteratur genannt. Atma ist der höchste Zustand, den ein Mensch im Erdendasein erreichen kann. So ist Atma nicht mehr ein seelischer Zustand, der dem Wandel der Zeit unterworfen ist, sondern die höchste, zeitlose Realitätsebene, das reine kosmische Leben. In Atma existiert nur noch der Wille des Herrn. Jeglicher eigener Wille ist im brennenden Feuer des erhabenen Selbstes erloschen. Die individuelle Seele wird eins mit der kosmischen Seele, und dies geschieht im Selbst. So ist Atma das Selbst, das erhabene, unvergängliche, ewige Leben. Dieses höchste Leben und die niedrigeren Stufen der Seele müssen klar voneinander abgegrenzt werden.

Die Seele in ihrem einfachen Gefüge und das Bewußtsein sind als das gleiche zu betrachten. Zwischen dem Bewußtsein und dem erhabenem Selbst liegt ein weiter Spielraum. Das Selbst ist wie der Herr und Besitzer im Haus, das Bewußtsein ist wie der Diener. Der Herr besitzt alle Rechte, da ihm das Haus gehört. Der Diener aber hat kein Eigentum. Er wacht im Hause des Herrn, dient mit Rechtschaffenheit und Fleiß, und wenn die Tage seiner Entlassung gekommen sind, muß er das Haus verlassen. Dieses Schicksal lastet dem Diener an. Das Bewußtsein muß einmal vergehen.

Der Körper zählt zur materiellen, sinnlichen Welt. Durch den sichtbaren Körper strahlt das Bewußtsein, ähnlich wie eine Lampe durch den Lampenschirm strahlt. Der Körper, den der Mensch erhält, entspricht seinem jeweiligen Bewußtsein. Da das Bewußtsein der einzelnen Menschen Unterschiede aufweist, sind die Körper individuell geprägt. Aus dem Bewußtsein, das bei einem Individuum vorherrscht, formt sich auch der Ausdruck seiner Bewegungen, seiner Sprache und seiner Erscheinung. Manche Menschen besitzen noch ein kindliches Gemüt, die intellektuellen Kräfte sind bei ihnen weniger ausgeprägt. Aus diesen mentalen Anlagen formt sich das gesamte Erscheinungsbild im Äußeren. So erklärt es sich, weshalb manche Menschen einen weicheren, zarteren Körperbau besitzen als andere. Die Mentalität formt aus sich ein Abbild in der physischen Welt des Körpers.

Das Bewußtsein ist tatsächlich wie eine Lampe, die auf veränderliche Weise leuchten und strahlen kann. Eine Lampe benötigt eine Energiequelle, elektrischen Strom. Wird dieser schwach oder gar unterbrochen, so wird das Licht schwächer oder es erlischt. Ein Hindernis vor der Lampe schwächt die Strahlkraft des Lichtes ebenfalls ab. Am besten wird die Lampe leuchten, wenn sie frei gerichtet ist und von einer guten Stromquelle versorgt wird. Analog zu diesem Beispiel verhält es sich mit dem Bewußtsein. Das reine Bewußtsein ist frei von den Trübungen der Unwissenheit und wird aus der Quelle des einen und göttlichen Lebens versorgt. Es wird aus dem göttlichen Selbst versorgt, aber es ist nicht Gott selbst. Der Herr ist der Herr und das Bewußtsein ist sein Diener.

Der Ursprung des Bewußtseins liegt nicht primär in der sinnlich-irdischen Welt. Doch ist auch das Bewußtsein und damit eben das Seelenleben ein vergängliches Zeichen. Im astralen Meer der Sterne, jener weiten Himmelsregion, befindet sich die wirkliche Heimat des Bewußtseins. All die Wahrnehmungen, die dem Menschen durch seine Seelenkräfte des Denkens, Fühlens und des Willens zuteil werden, haben ihren Ursprung im hohen Meer der astralen Welt. Die Sterne strahlen auf die Erde hernieder. Sie sind die Kräfte, die sich wieder im Menschen zeigen. Das Bewußtsein ist jenes große Gewölbe des Sternenhimmels, das sich durch die Bewegung und die Strahlkräfte der einzelnen Gestirne im menschlichen Befinden widerspiegelt. Dadurch ist es den Astrologen möglich, innerhalb einer vorgegebenen Grenze, anhand von Berechnungen Aussagen über die persönlichen Verhältnisse zu machen.

> „Der Himmel und die Erde werden vergehen, meine Worte aber werden nicht vergehen“ (Mk 13,31)

Die tiefen Worte des Evangeliums deuten diesen Wahrheitsgehalt an. Der Himmel bezeichnet das menschliche Bewußtsein, die Erde das körperliche Leben. Sowohl das menschliche Bewußtsein als auch der physische Körper müssen vergehen. Das Selbst, das erhabene geistige Leben wird bleiben. Die Worte des Jesus Christus sind aus dem Geiste gesprochen. Sie sind Liebe und Wahrheit. So bleiben die Worte über die Zeiten und Zonen erhalten.

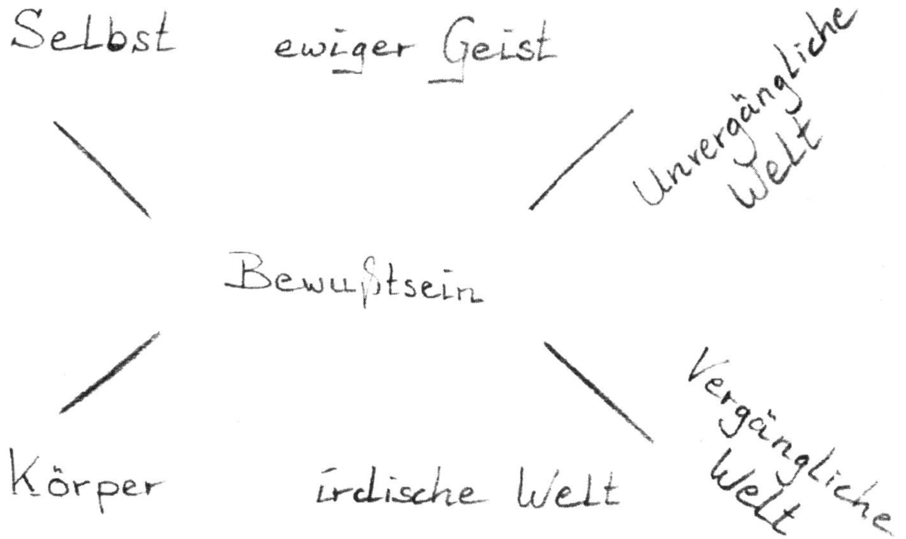

Die verjüngende Kraft des Geistes für das Bewußtsein und den Körper

Wenn wir den gewöhnlichen Weg eines Menschen durch das Leben beobachten und unsere Aufmerksamkeit dabei auf die Veränderungen des Bewußtseins und des physischen Körpers lenken, können wir trotz der bunten Vielheit individueller Unterschiede doch einige gemeinsame Merkmale wahrnehmen, die der Ausdruck eines bestehenden, sich immer wiederholenden Gesetzes sind. Etwa bis zum dreißigsten Lebensjahr eines Menschen überwiegen die aufbauenden Stoffwechselkräfte, die dem Körper eine große Vitalkraft, ein rasches Regenerationsvermögen und ein gutes Anpassungsvermögen in mentaler und physischer Hinsicht spenden. Die aktiven Stoffwechselkräfte beleben das Kreislaufleben, schenken dem Körper und seinen Gliedern eine lebendige Spannkraft und in der Regel auch ein gesundes Aussehen. Die Gelenke sind bis zum dreißigsten Lebensjahr normalerweise relativ geschmeidig, so daß Yogaübungen meist recht unkompliziert aufgebaut und weiterentwickelt werden können. Der ganze Mensch ist in diesem ersten Lebensabschnitt, ganz besonders in den Kinder- und Jugendjahren wie das sprießende, gedeihende Frühjahrsleben. Er ist lebendig, aber noch nicht in der Reife seiner ganzen Kräfte, er ist noch nicht objektiv in seiner Gedankenwelt, er ist zwar spontan und unkompliziert, aber noch fehlt ihm der Weitblick und das rechte Beurteilen der Lebenssituationen.

Das Bewußtsein eines jungen Menschen wird durch diese Kräfte der Vitalität und des Wachstums auf natürliche Weise an den Körper gebunden. Die Entwicklung des menschlichen Bewußtseins, das wiederum auch auf die körperliche Gestaltung und Formung einen entscheidenden Einfluß ausübt, verläuft in Siebenerschritten. Alle sieben Jahre ändert sich das Bewußtsein. Mit dem neunundzwanzigsten bis dreißigsten Lebensjahr beginnt das fünfte Lebensjahrsiebt. In diesem Sinne können wir von einem kosmisch bedingten Rhythmus in der Bewußtseinsentfaltung sprechen. Wie die Rhythmen aus dem Weltenraum, den Tag und die Nacht bestimmen, das Frühjahr und den Winter, wird auch der Mensch rhythmisch und weisheitsvoll durch die unterschiedlichen Anforderungen und Verhältnisse des Daseins geführt. So wird es für ihn im fünften Lebensjahrsiebt das erste Mal richtig Herbst. Freilich kann diese Zeit der Reife auch früher oder etwas später eintreten. Bei den meisten Menschen erwachen etwa um die Zeit des dreißigsten Lebensjahres neue Aufgaben und neue Möglichkeiten. Dieses ganz neue Verantwortungsgefühl und Bewußtsein benötigt nun aber ein weitaus größeres Eigenaktivsein. Mit diesen Lebensjahren geht der Sommer des Daseins zur Neige und es wird Herbst. Die Tage werden kürzer, die Temperatur nimmt ab, das Leben verliert seine Unkompliziertheit. Neue

Überlegungen und Gedanken drängen zur aktiveren Anteilnahme und Verwirklichung.

Wohl beginnt mit dem dreißigsten Lebensjahr erst die Lebensmitte, jedoch schimmert hier bereits durch das fahle Licht das Wegzeichen der wahren Bestimmung des Individuums hindurch. Der Körper verliert nach und nach an Elastizität, er wird älter. Langsam gewinnen die Abbaukräfte die Oberhand über die vitalen, lebensspendenden Aufbaukräfte. Wie im Herbst die Blätter von den Bäumen fallen und die Gräser gelblichen Schimmer annehmen, als Zeichen der Ruhe, so wird auch der Mensch in seiner Impulsivität besonnen und beginnt mehr zu überlegen und vorsichtiger zu planen.

Die Zeit bis zum dreißigsten Lebensjahr kann als Phase der Inkarnation oder der unkomplizierten Bindung des Bewußtseins an den Körper betrachtet werden. Die Phase nach dem dreißigsten Lebensjahr trägt als hauptsächliches Zeichen die Exkarnation oder die Loslösung des Bewußtseins vom Körper. Man kann diese Phase, gleich dem Herbst als eine Zeit der Reife betrachten. Wie in der Jugend und im frühen Erwachsenenalter die Vitalität des Körpers, das innere, impulsive Drängen der angelegten Lebenskräfte zu den Handlungen und Entscheidungen bewegt, sind es im weiteren Verlauf des Daseins die weisheitsvolleren oder wenigstens bewußteren Kräfte der Mentalität, die aktivierend, motivierend und steuernd wirken. Bezieht man diese einfach eingeteilte Zusammenfassung eines kosmischen Rhythmus auf die Yogaübungsweise, kann man die Art und Weise der Praxis bestimmen. In den jugendlichen Jahren kann eine stärker auf den Körper und seine ihm eigenen Energien ausgerichtete Übungsweise, wenn sie innerhalb einer vernünftigen Grenze bleibt, richtig lebendig gehandhabt werden. Junge Menschen können ein turnerisches, ja impulsiv, lebhaft und dynamisch aufgebautes Programm erhalten. Für Erwachsene und ältere Menschen jedoch entsteht die dringliche Forderung, eine auf Imagination und Weisheit gegründete Übungsweise zu betonen, damit nicht die beginnende Exkarnation des Seelenlebens in eine nicht mehr sinngemäße und längst vergangene Inkarnation getrieben wird.

Das verjüngende Leben kann nicht durch Übungen erreicht werden. Wohl wissen wir, daß körperliche Bewegung allgemein vitalisierend, erfrischend und damit in einer gewissen Weise verjüngend auf den ganzen Menschen wirkt, doch müssen wir die Grenzen einer auf den Körper oder auf das äußere Bewußtsein gerichteten Übungsweise deutlich anerkennen. Die wahre verjüngende Kraft erwacht nicht aus den bekannten Klängen des eigenen vitalen, mentalen und emotionalen Lebens, sondern aus der ewigen Stimme einer größeren Seele, einer Seele die in die Erdatmosphäre mit all ihren Liebeskräften, ihrem Heilvermögen und mit aller Glückseligkeit eingegangen ist. Die Christusseele kam aus dem reinen Geiste in die Erdatmosphäre. Diese Seele, die reiner Geist ist, besitzt das allmächtige Vermögen, alle Grenzen aufzulösen und zu überwinden, da sie rein geistiger Natur ist. In ihr allein lebt die Erlösung. In ihr allein verjüngt sich das ganze menschliche Blut.

Damit das verjüngende Leben des Geistes in Christi mit dem individuellen Wesen des Menschen eine Verbindung finden kann, bedarf es der tiefen Läuterung des Charakterlebens. Wie dies geschieht, ist in den verschiedenen Ausführungen über Yoga, Meditationspflege und Seelenarbeit beschrieben. Die Arbeit im Sinne der Bemühung um geistigen Fortschritt wird Sadhana genannt. Wenn wir dieses Sadhana in den Grundprinzipien zusammenfassen, liegt die Ausrichtung darin, daß wir das hohe erhabene Leben im Geiste Christi anerkennen und es gleichzeitig mit tiefer Ehrfurcht und Verehrung in unberührter Dimension in Ruhe lassen. Im praktischen Leben darf ein Suchender keine Mühe scheuen, er muß den Dienst mit aller Kraft, mit Vernunft, Weisheit, Ehrlichkeit, Weitblick, Toleranz und Hoffnung angehen. Er wird durch seine rechtschaffene Arbeit erkennen, daß im Dienste ein tiefes Geben liegt und im Passivsein ein Nehmen. Er wird weiterhin erkennen, daß in diesem Dienen, Hingeben und Arbeiten eine tatsächliche Wahrheit verborgen liegt und die mysteriöse Kraft, die er im Stillen dabei aufnimmt, ihn zu einer neuen Vitalität, zu einem schönen Körper, friedvollem Gemüt, weichen Stimme und jungem, ja kindlich reinem Aussehen führt. In diesem Sinne liegt das verjüngende Leben nicht in der materiellen Hülle des Körpers, sondern im Geiste, der sich in der Opfergabe des Lebens in all seinen Formen freizusetzen vermag.

Der Körper unterliegt dem Wechselspiel des Daseins. Ein ewiges Leben kann nicht innerhalb der körperlichen Existenzebene bestehen. Jeden Tag rückt der Körper ein kleines Stück seiner Bestimmung näher, die ihm bereits mit dem ersten Atemzug auferlegt ist. Er muß einmal sterben. Er wird zu Staub zerfallen. Die zarte, jugendliche Kraft, die aus dem reinen, göttlichen Glauben erwacht und die wie eine Blume im Frühjahr dem Boden entspringt, schenkt das feine Fühlen von Zeitlosigkeit. Ein richtiges Älterwerden gibt es für diesen neuen Menschen, der aus dem Staube erwacht, nicht mehr. Das menschliche Rad, das die Zeit erschaffen hat, fügt sich in den heiligen Hauch der ewigen Wahrheit. Dies allein erwacht durch die Spiritualität. Die entflammende Liebe Gottes, die mit schärfster und durchdringender Kraft das Bewußtsein aus seiner üblichen Nichtigkeit emporhebt und das Angesicht erleuchtet, schenkt dem Körper ein neues sensibles Kostüm. Allzu leicht neigt man zu dem

Irrtum, der Körper müsse durch die geistige Entwicklung besonders gesund oder stabil werden. Das Gegenteil ist der Fall. Er wird in einer gewissen Hinsicht immer durchsichtiger und unauffälliger in seiner Erscheinung, gleichsam wie eine Blume am Wegrand. Dadurch wird der ganze Leib für Krankheiten und äußere Gewalteinflüsse empfindlicher. Die natürliche Robustheit geht ihm verloren. Er verliert seinen üblichen Schutzmantel.

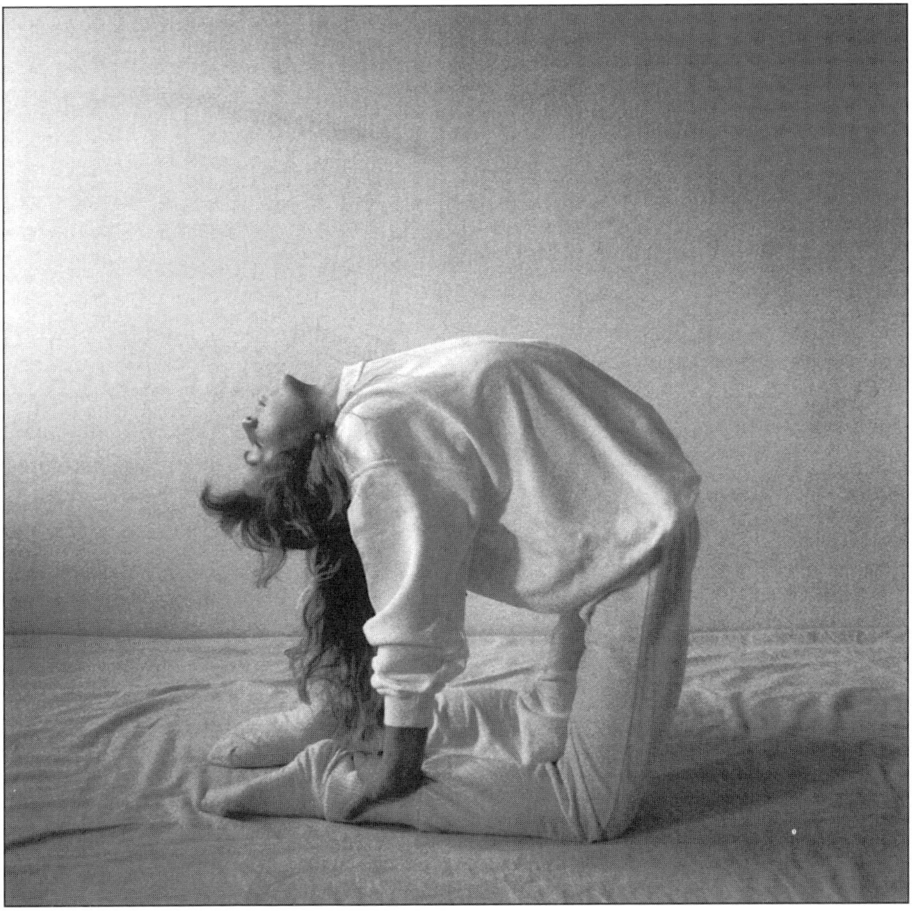

Der Körper wird leicht, zart, gleich einer Blume.

Die Macht Luzifers und der physische Körper

Wie das Bewußtsein einen Ursprungsort, eine Art Heimat hat, so hat auch der Körper eine Heimat. Doch wo liegt nun diese Heimat? Das Fühlen für die Heimat des Körpers ist den Menschen unserer Zeit vollständig verlorengegangen.

Deshalb ist eine rechte Erkenntnisschulung für jenen, der nach der Seligkeit des Herrn trachtet, recht bedeutungsvoll. Denn die Natur des Körpers, seine Herkunft läßt sich mit den physiologischen Erkenntnissen nicht zufriedenstellend erklären. Hierfür muß der Blick über die sinnliche Welt hinaus zu den übersinnlichen Welten hin erweitert werden. Man kann dabei von Hellsichtigkeit sprechen. Jedoch darf man den Begriff nicht oberflächlich und damit falsch verstehen. Hellsichtigkeit soll nicht etwa bedeuten, daß man die Zukunft vorhersagt oder irgendwelche Geistwesenheiten mit fahlen oder feurigen Gesichtern wahrnimmt. Tiefes Schauen der Wahrheiten des Lebens bezeichnet man als die edle Gabe des Hellsehens. Sie ist der edelste Schmuck, den ein Mensch in seinem Erdendasein tragen kann.

Die weise Betrachtung aus der übersinnlichen Erkenntnis oder Hellsichtigkeit wirft ein klares Licht auf die Bedeutung, die Natur und die Herkunft des physischen Körpers. Der Körper ist hiernach das Gericht der Welt. Nicht nur unterliegt er dem Beschluß, einmal sterben zu müssen, sondern er ist nach dem Ratschluß des ewigen Herrn selbst das Gericht.Der Körper in seiner fleischlichen Beschaffenheit ist weder gut noch böse. Doch jene Kräfte, die dem Körper aus der Macht des Bewußtseins anhaften, können gut oder böse sein.

Dem Menschen ist die Freiheit gegeben, sich mit seiner Aufmerksamkeit und seinem Interesse entweder der persönlichen Natur seines Körpers hinzuwenden, oder sich Aufgaben zu suchen, die über das persönliche Leben hinausreichen. Die größte Gefahr für den Yogaübenden besteht darin, daß er allzu leicht dem persönlichen Interessensfeld seines körperlichen und emotionalen Wesens verfällt. Dadurch pflegt er nicht das hohe geistige Leben, das in der Gnade des Herrn gegeben ist, sondern unterstützt die Mächte der Finsternis. Diese Mächte, die die Aufmerksamkeit des Individuums an die Körperlichkeit binden, stammen aus der Urseele Luzifers. Luzifer ist ein Engelwesen, das vor langer Zeit in die Erdenentwicklung hereinkam und der Menschheit das irdische Licht brachte. Wenn jemand von Mein und Dein, den Begriffen der Trennung spricht, so identifiziert er sich in seinem Bewußtsein mit dem Körper. Er meint, er wäre selbst dieser Körper, und sieht gleichzeitig auch in seinem Nächsten ein fremdes Ich. Durch diese Bindung des Bewußtseins an den

Körper reißt der Mensch das Recht an sich, sich selbst sehr wichtig zu nehmen. Dieser große Irrtum erwacht allzu leicht auf dem geistigen Schulungsweg zur Selbstwerdung und Selbstverwirklichung. So glauben viele Yogaübende tatsächlich an die Macht des eigenen persönlichen Ich-Lebens und wollen sich selbst zum höchsten Leben erheben. Der Irrtum aber entsteht durch den Mangel an Religion. Die Mächte der Bindung und Finsternis verzerren die Wirklichkeit und rücken die Körperlichkeit in eine nicht angemessene Position. Wer sich nun pausenlos um seine persönlichen Interessen kümmert und mit seinem Körper ein höheres Ideal oder gar ein vollkommenes Leben anstrebt, nährt die Urseele Luzifers. Diese Gefahr ist im Yoga ganz besonders gegeben. Sie entsteht, wenn der Diener auf eigennützige Weise zu handeln beginnt. Dann wird die Kluft zwischen dem Herrn, der im Besitz aller Kräfte ist, und dem Diener, der nur Rechte an sich reißt, immer größer. Die Kluft bringt Schmerz und Unfrieden. Denn der Herr wird einstmals seinen Diener mit Ärger entlassen.

Das Erkennen des Körpers erfolgt aus dem erweiterten geistigen Schauen, das mit den Sinnen der Seele entsteht. Die Seele aber ist während des Tages tief im Körper verwurzelt. So sieht die Seele nicht die wirkliche Gedankensphäre. Die Seele ist vergleichbar dem Auge, das sich selbst nicht sehen kann. So sieht der Mensch den Körper nicht wirklich, da er mit seinem Bewußtsein in der sinnlichen Welt der Materie, also im Fleisch und Blut des Körpers, untergetaucht ist.

Diese Aussage macht nun verständlich, welche große Dimension der sogenannte Teufel umfaßt. In diesem Sinne wird ein Musterbeispiel für die gewaltig große Macht der sinnlichen Verführung durch den Satan der Sinne deutlich. Durch die Wesensmacht des Teufels, der das Bewußtsein in die Materie stürzt, fehlt es den Menschen an wirklichem Wissen. Der Satan ist jene geistige Wesensmacht, die der Seele des Menschen ihre ursprüngliche Freiheit raubt und sie an den fleischlichen Körper bindet.

Eine Betrachtung des Körpers muß deshalb mit dem religiös fühlenden Herzen und damit in einem hellsichtigen Wirklichkeitssinn stattfinden. Da aber in unserer Zeit das Denken ausschließlich auf die materielle Welt ausgerichtet ist, wird auch die Wirklichkeit verzerrt gesehen. Die ersten Schritte zu einer von den persönlichen Vorstellungen losgelösten Betrachtung erfolgen über die Meditation. Sie setzt eine ernsthafte Pflege mit Läuterung des Charakterlebens und das Lesen in den Heiligen Schriften voraus. Durch die bemühte Auseinandersetzung mit den Gesetzen der Seele und des Geistes bleibt das Bewußtsein bescheiden. Die hohe, erhabene Kraft des geistigen Lebens gewinnt als die einzige Wirklichkeit die Dominanz. Der Körper, der die begrenzte Welt symbolisiert, tritt in seiner Wesenhaftigkeit zurück. Dieses Zurückweichen des Körpers entsteht durch das veränderte Denken. Normalerweise denkt ein Mensch in den Prinzipien der Trennung von Mein und Dein, von Sympathie und Antipathie, Freude und Leid, Erfolg und Mißerfolg. Durch die Meditation in vollkommener Hingabe und Verehrung zum Herrn lösen sich die Wesensmächte der Dualität auf, wie die Morgennebel in der aufgehenden Sonne. Sie weichen dem größeren, kraftvollen Licht, das aus dem übersinnlichen Leben der erhabenen Liebe erwacht. Der Mensch ist sich dann seiner Begrenzung bewußt. Er weiß, daß er aus den äußeren Kräften des Intellekts und des Gemütes nicht die hohen Gesetze des Geistes realisieren kann. Er gibt sich in die Hände einer größeren Seele. Dies ist im Westen die Liebe Christi. Sie erlöst und durchdringt das Individuum mit unbeschreiblichem Frieden, der nicht aus dieser Welt geboren ist.

Gewaltig groß ist der Unterschied zwischen Wahrnehmungen, die durch die Liebe Christi inspiriert sind, und den Denkmustern in Form von Begriffen und Definitionen. Wie kann diese so bedeutungsvolle Tatsache noch weiter verständlich werden? Die wissenschaftliche Erkenntnis beschäftigt sich mit dem Körper, seiner Physiologie und Pathologie. Die Glieder des Körpers wie Beine und Arme, das Rückgrat und die Rückenmuskeln, die Organe und ihre zugehörigen Funktionen werden analysiert und in Theorien dargestellt. Die Anatomie und Physiologie ist ein Lehrfach der Medizin. Aber ist es das wirkliche Bild des Menschen, das in den Lehrsätzen und Darstellungen über den Körper existiert? Es ist es nicht. Die Erkenntnisse kommen nicht aus der eigentlichen Quelle des Geistes, sondern aus Anschauungen und Theorien. Sie sind wie ein Rahmen, der um ein Bild gelegt ist, sie sind aber nicht das Bild selbst. Eine wirklichkeitsgemäße Betrachtung nimmt die Glieder und Organe des Körpers, wie sie wirklich sind. Die Arme sind die Arme, das Rückgrat ist das Rückgrat, der Körper ist einfach Körper.

Nach der wissenschaftlichen Erkenntnis werden der ganze Körper, alle Organe, alle physiologischen Abläufe innerhalb der Systeme, alle ab- und aufbauenden Stoffwechselprozesse von einem versteckten Wesen betrachtet. Dieses Wesen ist eben der Satan der Sinne, der allen Menschen ein für sie stimmiges Bild vorgaukelt, das alle gleichermaßen erkennen können. So entstehen Theorien und Betrachtungen in einer Welt der Vergänglichkeit. Die Natur des Körpers ist Erscheinung und damit vergänglich. Die aus der Natur der Vergänglichkeit geborene Anschauung ist deshalb nicht wirklich. Könnte man diese Art des herkömmlichen Denkens sofort abstellen, so würde in der dramatischen, kaum vorstellbaren Folge auch die ganze sinnliche Welt einschließlich des Körpers vergehen. Der Körper besteht tatsächlich durch das an Fleisch und Blut gebundene und damit nur begrifflich existente Denken.

Ein Beispiel aus der Medizin kann den Zusammenhang veranschaulichen. Das Rückgrat ist Teil des Körpers. Ein Bandscheibenvorfall kann entstehen, wenn die Rückenmuskulatur geschwächt ist und die abbauenden Stoffwechselprozesse im Vergleich zu den aufbauenden überwiegen. Die verschiedensten Untersuchungsmethoden erlauben eine Feststellung dieser pathologischen Störung. Wenn jemand einen Bandscheibenvorfall bekommt, so leidet er meist an starken Nervenschmerzen. Er fühlt sich behindert, unfähig bestimmte Bewegungen auszuführen. Durch Röntgenbilder oder Computertomogramme kann das Ausmaß der Störung eingeschätzt werden. Meist wird als Hilfe eine Operation nötig. Diese Anschauung ist die wissenschaftliche Methode. Sie unterliegt dem herkömmlichen Denken, das der sinnlichen Welt entspricht und auch dem in den Körper eingebundenen Bewußtsein entspringt.

Jener Mensch, der sich nicht nur in der Theorie mit dem geistigen Leben beschäftigt, sondern auf praktische und ernsthafte Weise über die höchste Wahrheit zu meditieren beginnt, entdeckt das geistige Geheimnis im Mysterium Christi. Das Leben, Sterben und die Auferstehung Jesu Christi, das ein Geistesgeschehen war und in der übersinnlichen Sphäre des heiligen Äthers stattfand, brachte der Menschheit die kosmische Liebe und damit die Kraft der Erlösung. Sie ist durch das Leben und Wirken eines Menschen aus dem übersinnlichen Göttlichen für die Erde und damit für die ganze Menschheit gegeben. Wer diese Wahrheit in seiner Seele nur zu ahnen beginnt, wird mit seinen eigenen Forderungen an die Welt bescheiden bleiben und eine tiefe Dankbarkeit wird sein Herz erfüllen.

Durch die dankende Liebe, die zu erweiterten Denkprinzipien führt, sieht der Mensch in diesem Geschehen gar nicht so sehr das Leiden des Körpers, sondern erlebt die Freude der höheren Führung Gottes. Der Körper wird Körper. Die Krankheit ist eine gesetzmäßige Folge, die aus der Vergangenheit durch bestimmte Handlungen entstanden ist. Jener, der an der Krankheit leidet, wünscht sich insgeheim ein reineres Bewußtsein. Dieser Wunsch lebt in seiner Seele. Eine Krankheit, wie es beispielsweise der Bandscheibenvorfall ist, ist durch die höhere Führung des geistigen Lebens auferlegt. Diese höhere Führung, die den Menschen innerhalb seiner psychischen Wesensstruktur ordnet und ihn sanft in der Seele läutert, ist im Sinne des ewigen Wahrheitsgesetzes das Allerinnerste des Menschen selbst. Es ist sein liebevolles

Selbst, das nach der Vollkommenheit des Herrn strebt. Die höhere Natur der kosmischen Liebe führt zur Krankheit. Nirgendwo anders als im Allerinnersten liegt die Krankheitsursache. Der Körper ist krank, solange sich das Bewußtsein mit ihm identifiziert.

Der Geist ist in seiner inneren Natur Ewigkeit. Das ist die Wirklichkeit und die hohe Wahrheit in Reinheit und Vollkommenheit des unvergänglichen Seins. Wie aus diesem Gesetz die Wirkung der Krankheit hervorgeht, so kann auch die Heilung aus diesem innersten Wissen erfolgen. Reinheit bedeutet Unberührtheit. Mit diesen wenigen Worten ist eine tiefe Wahrheit und geistige Wissenschaft angedeutet. Das Leben selbst ist im Innersten rein, wie das heilige Geheimnis ein reines, unberührtes Leben ist. In der Reinheit kann die Wirklichkeit erschaut werden. Unsere herkömmliche Wissenschaft wie auch unser ganzes Leben sind sehr weit von der unberührten Sphäre des Lebens entfernt, und daher ist auch das Wissen nur etwas Äußeres.

Die heiligen und weisen Menschen der Vergangenheit hatten einen anderen Bezug zu ihrem Körper. Sie fühlten sich mit ihrem Bewußtsein in einer anderen Wirklichkeit zuhause. Der Heilige Franziskus, von dem viele Geschichten existieren, war oftmals krank. Er litt aber nicht an Krankheiten, da er dem Geschehen keine Bedeutung beimaß. Die großen Heiligen Sivananda oder Ramakrishna waren gegen Ende ihres Lebens schwerkrank. Sie selbst aber empfanden sich als gesund und erfreuten sich der Seligkeit des Herrn. Die Menschheit leidet an der Krankheit durch ihre eigene Versunkenheit in der Materie. Aus dem übersinnlichen Erkennen muß der Körper mit Demut, Achtsamkeit und Liebe als ein Geschenk betrachtet werden, das der Entwicklung der Seele dient. Der Stolz der herkömmlichen Denkmuster darf nicht mehr weiter an Höhe gewinnen. Bescheidenes, achtsames, lebensnahes und liebevolles Denken führt zu wirklichkeitsgemäßen Anschauungen über die Natur der Materie. Die Physiologie, sowie die ganze Welt der Erscheinung, gewinnt durch diese aus der Reinheit der Seele entsprungene Betrachtung eine völlig neue und ästhetische Dimension.
Der sichtbare Körper repräsentiert also die äußere wandelbare und vergängliche Welt. Der innere Körper jedoch, der unsichtbar vor dem menschlichen Auge bleibt, ist eine vollkommene Einheit, eine vollkommene Natur, eine strahlende, reine Harmonie, ein Leib der Vollendung gleich dem Leibe des Christus, der einstmals zum Gericht und zur Erlösung auf die Erde kam. Diesen innersten, unsichtbaren Leib trägt jeder einzelne Bürger auf dieser Erde in seinem Inneren und es ist dieser Körper somit wieder im ewigen geschlossenen Kreis der Schöpfung das Selbst.

Der Bewegungsapparat

Das Skelett im Sinnbild des Geistes

Bei der natürlichen, bildhaften Betrachtung des Skeletts fällt der unkomplizierte Zusammenhang ins Auge: Die Wirbelsäule mit ihren 33 einzelnen Wirbeln bildet die zentrale Achse. Die Knochen sind kompakt ineinandergerichtet. An der Peripherie, besonders an den Händen und Fingern, sind die einzelnen Knochen sehr lose, sehr leicht und daher auch sehr beweglich angeordnet. Dieser so einfache Unterschied beim Skelettaufbau soll uns nun bei den weiteren Beobachtungen begleiten und zu den tieferen Lerninhalten führen.

Die Peripherie mit der feineren Gliederung der einzelnen Knochen und Knöchelchen ist bezeichnend für das jugendliche Leben des Menschen. Bewegungen wie auch allgemein Beweglichkeit bedeuten jugendliche Kraft und Frische. In der Beweglichkeit des Körpers drückt sich dieses so herrliche Geschenk, das dem jungen Menschen ganz besonders eigen ist, auf anmutige und ästhetische Weise aus. Das ganze Leben ist ein fortlaufendes Spiel mit Bewegungen. Der Körper mit seinen Gliedmaßen gebiert sich inmitten dieses Spiels. Er gehört ganz zum Leben. Ein Kind drückt dieses unbefangene Leben am schönsten aus, wenn es in seiner Impulsivität über die Wiese purzelt, sich im Turnen überschlägt und vor Begeisterung hüpft.

Die Wirbelsäule ist der kompakteste Teil des ganzen Skeletts. Sie symbolisiert das Alter, den Gegensatz zur Jugend. Im Vergleich zu den Gliedmaßen läßt die Wirbelsäule die Bewegungen nur geringfügig zu. Sie kann sich zwar nach vorne, nach hinten, zur Seite bewegen, sie kann sich auch in der eigenen Achse etwas wenden und drehen. Doch wirken die Bewegungen allgemein behäbiger und sind nur in geringem Radius möglich. Wie in der Jugend die aktive, lebendige Welt der körperlichen Betätigung vorherrscht, so überwiegt im Alter die ruhende, gelassene Wesensseite. Die Wirbelsäule in ihrer kompakten Form trägt in sich die Würde des Alters. Sie umschließt zudem schützend das Rückenmark, jenen so wesentlichen Teil des Nervensystems.

Beginnen wir die Betrachtung bei den tendenziell jugendlichen Teilen des Skeletts. Die vier Finger bestehen aus dünnen Knöchelchen (Phalangen), in der Anordnung jeweils drei; der Daumen, der fünfte Finger, besitzt nur zwei Phalangen. Auf die Fingerglieder folgen die fünf Mittelhandknochen, die durch einfache Scharniergelenke mit den Fingern verbunden sind. Am Ende der Mittelhandknochen, direkt am Handgelenk, sind sieben kleine Knöchelchen gelagert, die Handwurzelknochen. Diese Knöchelchen sind mit den Mittelhandknochen beweglich verbunden. Sie verstärken die federnde und dynamische Wirkung der Hand. Elle und Speiche sind die beiden Knochen des Unterarms. Durch eine besondere gelenkige Verbindung können die Arme unterschiedliche Zugbelastungen halten und Drehbewegungen ausführen. Von Ellbeuge bis zum Schulterblatt reicht der Oberarmknochen. Das Schulterblatt bildet eine große Gelenkpfanne, die den Kopf des Oberarms aufnimmt. Die Anzahl wie auch die Gesamtbeweglichkeit der Knochen nimmt zum kompakteren Rumpf hin ab. Das Leichtere liegt an der Peripherie, das Schwerere im zentralen Bereich. Der Aufbau der Beine mit den Fußwurzelknochen ist im Vergleich zu den Armen etwas stärker, da sie die Last des ganzen Körpers tragen müssen. Schienbein und Wadenbein bilden das Skelett unterhalb des Kniegelenkes. Der Oberschenkel, der längste Knochen des Körpers, verbindet das Kniegelenk mit der Hüfte. Der Kopf des Oberschenkelknochens, der sich mit einem Halsteil vom Schaft fortsetzt (Oberschenkelhals), liegt in der breiten Gelenkpfanne des Hüftknochens.

Das ganze Skelett gleicht einem künstlerischen Werk von unnachahmlicher Vollkommenheit. Es ist die Musik der Welt, die sich in einem irdischen Lied verfestigt

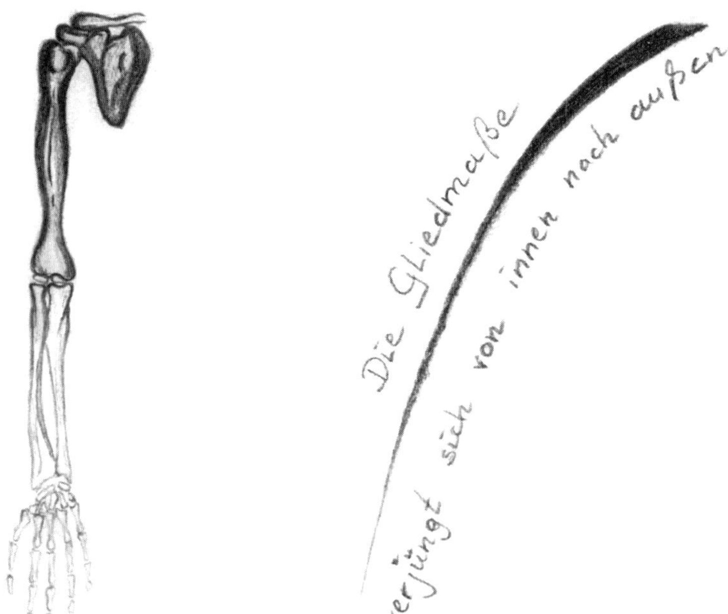

hat. Die Gliedmaßen sind wie die Strophen eines großen Werkes, wohlgeordnet im Rhythmus und zart in der Melodie. Die Extremitäten, besonders an der Peripherie mit den Fingern und Zehen, bilden den aktiven, bewegten Teilbereich des Körpers, der in sich das aufbauende Stoffwechselleben symbolisiert. Zur Hüfte oder Schulter hin wird der Körper in Bau und Beschaffenheit schwerer. Dieser Bereich läßt sich in der imaginativen Betrachtung als der ältere Teil des Skeletts darstellen und kann damit symbolisch als das abbauende Stoffwechselleben erkannt werden.

Ein jugendliches Leben ist ein unbefangenes Leben. Wie "Hans im Glück" voller Freude heimwärts zu seiner Mutter marschiert, schreitet der junge Mensch auf unkomplizierte Weise durch das Leben. Er macht sich keine Sorgen über die Daseinsbedingungen. Das Leben gleitet durch die Unbefangenheit des natürlichen Tuns sicher und richtig dahin. In der Erwachsenenzeit verliert der Körper seine natürliche Unbefangenheit. Die Jugend weicht aus dem Herzen und neue Kräfte kommen in das Leben herein. Damit verliert sich auch die Beweglichkeit der Gelenke. Die Knochen scheinen nicht nur älter zu werden, sie werden tatsächlich auch härter und poröser. Die Mineralien, die härtenden Substanzen des Knochengewebes, kristallisieren sich allgemein im Körper umso stärker, je mehr der Mensch zu denken beginnt. Die Mineralien sind die physische Grundlage zur Gedankenbildung und auch die Grundlage zum Aufbau des Skeletts. Das wichtigste Mineral ist Kalzium, und das wichtigste Spurenelement, das maßgeblich am Knochenaufbau beteiligt ist, ist der Phosphor.

Diese einfache, unkomplizierte Beobachtung der Körperteile, die der Jugend entsprechen, und jener, die dem Alter zugehören, wird allgemein im Hinblick auf das Üben des Yoga mit Körperübungen wenig gemacht. Wie fein aber sind die einzelnen Gliedmaßen angelegt. Sie sind durch ihre geordnete Gliederung zum Tanze, zu lebendigem Auf und Nieder aufgefordert. Die Natur der Hände und Finger, der Arme und Beine ruft förmlich nach Bewegung. Die Bewegung ist eine Kunst. Sie ist Leben in absoluter Lebendigkeit. Bewegung ist die höchste aller Künste und deshalb steht sie dem göttlichen Nektar am nächsten. Der Ansatz der Bewegung liegt in der Reinheit der Seele. Rein ist das Leben eines Kindes. So wie ein Kind noch keine Verhärtungen und Widerstände im Körper trägt, so strahlt eine lichte, unberührte Zartheit über dem Wesen, das noch nicht in den weltlichen Denkmustern gefangen ist. So muß auch der Erwachsene die Bewegungen in der jugendlichen Seele entdecken lernen. Er muß zu einem unkomplizierten Schauen und Fühlen finden, damit er die Einzigartigkeit des ästhetischen Harmoniespiels im gesamten Dasein wieder in sein Bewußtsein ruft. Dies ist ein aktiver seelischer Prozeß, der Aufmerksamkeit und Gewahrsein im höheren Sinne erfordert. Überall spielt die Melodie der höchsten Weisheit, da das göttliche Leben sich durch Ästhetik und Weisheit in den Formen ausdrückt. Nur muß man von Ideenwelten und Theorien wieder zu einem praktischen Erfassen der Wirklichkeit zurückkehren. Das Leben ist gegeben. Es ist im Geiste gegeben und besitzt Ausdruck und Form. Diese Formen sind nahe und lebendig. Ein angestrengtes Denken sieht die Einfachheit nicht mehr. Durch die Meditation zum Herrn, der Wahrheit, Weg und Leben ist, der das immerwährende, unvergängliche und damit erhabene Atma selbst ist, wird das Denken nahe zum Leben und zu reiner, unkomplizierter Erkenntnis gelenkt.

Die Wirbelsäule besteht aus insgesamt 33 Wirbeln. Der Wirbel selbst ist dabei der typische Urknochen. Wenn wir mit der Hand am Rücken entlangtasten, so können wir die Dornfortsätze der einzelnen Wirbel noch spüren. Der eigentliche Wirbel, der aus zwei Querfortsätzen, zwei Gelenkfortsätzen, einem kompakten Wirbelkörper und einem Wirbelloch besteht, ist tiefer innen angelegt. Steißbein und Kreuzbein bilden die unteren Partien. Sie sind tiefer gelagert als der Hüftknochen. Die Wirbel sind in dieser Region kompakt ineinander verschmolzen, so daß man keine einzelnen Wirbelkörper unterscheidet, sondern nur von einem Kreuzbein und einem Steißbein spricht. Über dem Kreuzbein ist die Lendenwirbelsäule mit fünf Wirbeln aufgebaut. Die Brustwirbelsäule, der längste Abschnitt, besteht aus zwölf Wirbeln, die daran anschließende Halswirbelsäule hat sieben Wirbel.

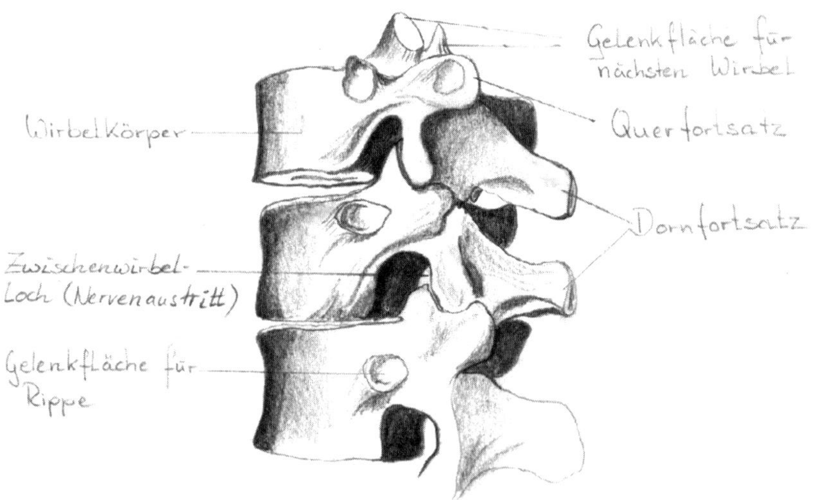

Die Wirbel sind in ihrem Aufbau ineinandergefügt wie die genau bemessenen Steine eines großen Turms. Im unteren Abschnitt ist die Wirbelsäule kompakt und von breiter Muskulatur umgeben. Nach oben werden die Wirbel loser, die obersten Wirbel sind nur noch wie Ringe ineinandergelegt. In den Wirbellöchern, die zusammen einen Kanal bis zum Kreuzbein bilden, strömt die Rückenmarkflüssigkeit, die einen sehr empfindlichen Teil des zentralen Nervensystems darstellt.

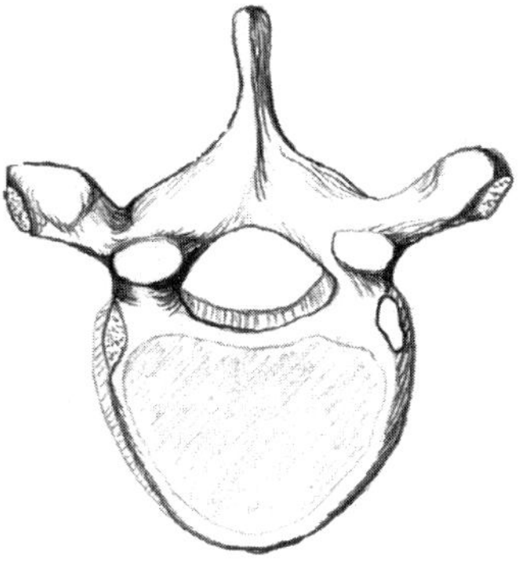

Verschiebt sich durch ungünstige Muskelanspannung oder Gewaltanwendung ein Wirbel aus seiner natürlichen Lage, so können Nervenreizungen und Lähmungserscheinungen eintreten. Die Nervenbahnen treten seitlich knapp hinter den Querfortsätzen der Wirbel aus und ermöglichen die motorische und sensorische Reizübermittlung. Ist ein Wirbel verschoben, so beeinträchtigt dies die Nervenbahnen und Schmerzen treten auf. Als häufiges Krankheitsbild zeigen sich auch Bandscheibenvorfälle. Bandscheiben sind wie kleine Stoßdämpfer zwischen den Wirbeln eingelagert. Die zweimal s-förmig gekrümmte, große, aufgerichtete Achse erhält dadurch eine Eigenspannung. Überwiegen die abbauenden Vorgänge im Knorpel- und Stützgewebe der Wirbelsäule, so kann die Bandscheibe leicht ihren Halt verlieren und auf eine austretende Nervenbahn drücken. Der Bandscheibenvorfall ist ein ernsteres Problem, bei dem man mit Yogaasanas vorsichtig umgehen sollte. Allgemein führen die Wirbelverschiebungen im Halsbereich zu Störungen im Schulter- und Armbereich; in der Brustwirbelsäule führen sie zu Schmerzen an Brustkorb und Bauch. Verschiebungen der Wirbel in der Lende können Ischias- oder Beinbeschwerden hervorrufen.

Die Wirbelsäule sollte generell in allen Teilbereichen beweglich sein. Zu große Beweglichkeit in einem Teilabschnitt wirkt sich mit der Zeit ungünstig auf die Gesamtharmonie aus. Sind ein oder mehrere Wirbel versteift, lähmt sich das natür-

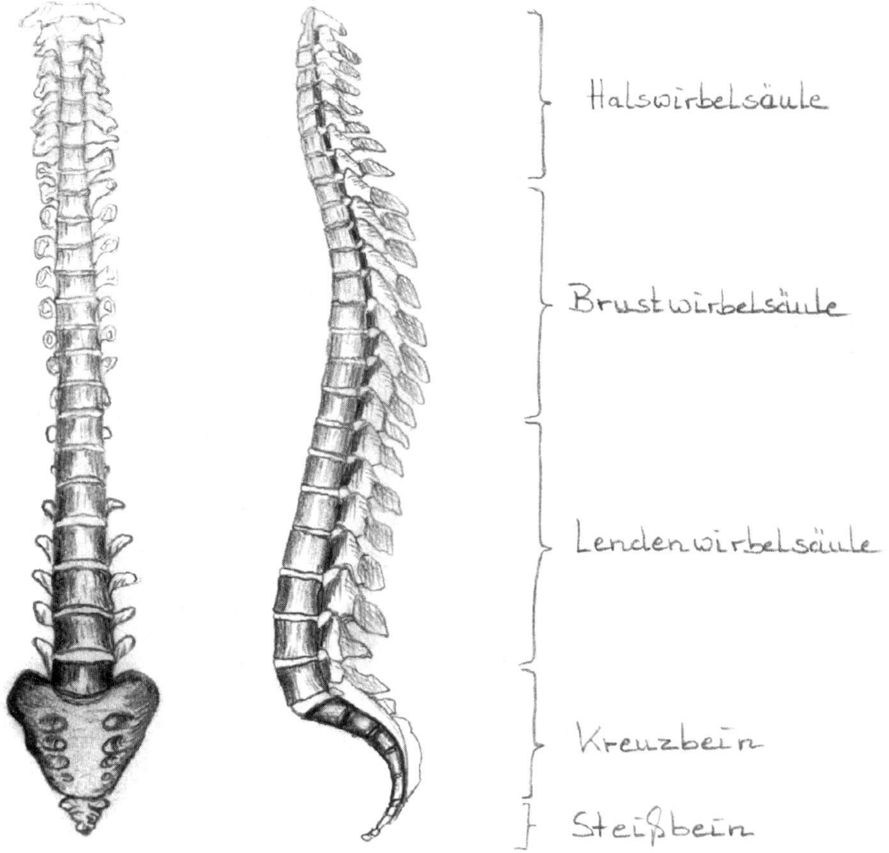

liche Bewegungs- und Gebärdenspiel der Wirbelsäule. Die Kyphose ist der Rundrücken, die Lordose das sogenannte Hohlkreuz. Beide Ausprägungen schwächen die natürliche Spannkraft. Eine Skoliose ist eine seitliche Krümmung der Wirbelsäule. Bestehen einmal Krümmungen in der Wirbelsäule, so können sie bei stärkerem Ausmaße meist nicht mehr vollständig korrigiert werden. Sie stellen dann eine Belastung für das weitere Leben dar.

Von der Brustwirbelsäule aus streben die einzelnen Rippen nach vorne und verbinden sich mit dem Brustbein. Insgesamt sind es zwölf Rippenpaare, die den Brustkorb bilden. Sieben Paare davon sind direkt mit dem Brustbein verbunden, drei weitere Paare sind ineinander verwachsen, und zwei Paare enden frei. Diese beiden freien

Rippen kann man ebenfalls noch gut mit der Hand knapp oberhalb des Hüftbeins ertasten. Die Gelenke der Rippen an der Wirbelsäule und am Brustbein ermöglichen die Bewegung des Atmens. Die Schlüsselbeine liegen waagrecht an der Vorderseite der Schultern. Somit halten sie die gesamte Schulterpartie stabil.

Die Wirbelsäule entspricht dem Alter, die Fingerglieder der Jugend. Der Brustkorb, der offen nach vorne gerichtet ist und den Herzraum umschließt, versinnbildlicht den neuen Menschen, das Wiedergeborenwerden aus dem Geiste. Das Alter, also die Wirbelsäule, muß der Mensch in Ruhe lassen. Ebenso verhält es sich mit der Vergangenheit. Die geformten Eindrücke, die sich im Körper und in der Wirbelsäule wie in einem großen Speicher angelagert haben, bleiben unberücksichtigt. Sie entsprechen dem Denken. Das Denken ist geprägt und geformt von den vergangenen Eindrücken. Läßt der Mensch das ihm eigene Denken, das individuelle und subjektive Gedankenformen besitzt, in Ruhe, so läßt er auch die Wirbelsäule in Ruhe. Darin liegt das große Geheimnis des Heilansatzes. Alle erworbenen und degenerativen Wirbelsäulenerkrankungen erfordern ein bewußtes In-Ruhe-Lassen des Rückens. Um die Zukunft soll sich ein jeder kümmern. Dies entspricht den Gliedmaßen, den Armen und Beinen, den Händen und Fingern. Ziele sind notwendig. Wenn man sich Ziele setzt, so erwacht jugendliche Frische und das Feuer der Begeisterung schenkt dem Leben eine Richtung.

Der Brustkorb ist dem Bilde entsprechend eine neue Welt, ein neues Leben, ein höheres Dasein. Er nimmt den Atem auf. Atem leitet sich aus dem Sanskritwort Atma ab. Atem und Atma, die kosmische Seele, sind eins. Die Hingabe in den Übungen, die Verehrung und Gottesliebe ausdrückt, bedeutet Selbstaufgabe und Selbstwerdung in einer neuen Dimension. Der Brustkorb ist der Sonnenraum, der das übersinnliche Leben aufnimmt; er nimmt Kraft, Licht und Wärme auf. In allen Asanas wird er auf feine Weise geöffnet, und damit stellt sich die Person einem neuen Leben gegenüber.

In der Anatomie finden wir durch die übersinnliche Erkenntnis Weisheit und Kunst. Die Kunst ist immer mit den hohen Kräften der Weisheit verbunden, die zart und lichtvoll sind. Die Schöpfung, wie sie in der Genesis dargestellt wird, ist ein Werk der Liebe. Wir selbst sehen mit unseren menschlichen Augen nur den äußeren Ausdruck, den luziferisch verdichteten Teil der Schöpfung. Die Welt ist Erscheinung, sie ist vergänglich. Die Schöpfung aus der Quelle der Liebe kann in ihrem Sein nicht vergehen. Nur die Welt der Erscheinung wird einstmals vergehen.

Die Muskulatur

Im unteren Teil der Wirbelsäule, den Lenden- und Kreuzbeinabschnitten, ist die Muskulatur sehr stark und kräftig. Nach oben hin zur Halswirbelsäule und zum Halsbereich wird sie in ihrer Stärke etwas gelöster. Wie ein Baum im unteren Stammbereich dicker und kräftiger ist, damit er solide die Äste und Zweige tragen kann, ist dies auch bei der Wirbelsäule der Fall, die sich von unten nach oben, makellos im Bau, entgegen der Schwerkraft hochrichtet. Die Spannkraft in der Wirbelsäule ist nur dann gewährleistet, wenn alle Teilbereiche beweglich und die Lenden gefestigt sind. Die Halsmuskulatur sollte entspannt bleiben. Eine verspannte Nackenmuskulatur führt immer zu unangenehmen Beschwerden. Sie entsteht durch eine Disharmonie in den Seelenkräften des Denkens, Fühlens und Wollens.

Die Muskulatur arbeitet nach den Gesetzen der Mechanik. Die aufrechte Körperhaltung setzt eine gewisse Dauerkontraktion von verschiedenen Skelettmuskeln voraus. Ganz einfach kann man bei den verschiedenen Bewegungsformen das Zusammenwirken von zwei oder mehreren Muskeln am Bewegungsapparat beobachten. Immer muß zur Kontraktion eines Muskels ein Gegenspieler arbeiten. So kontrahiert sich ein Muskel, und ein anderer dehnt sich, damit die Bewegung abgebremst wird. Das Zusammenspiel der Bewegung ist ein großer, rhythmischer Vorgang. Das Sonnengebet, jener dynamische Bewegungszyklus, der am Anfang der Übungsreihe praktiziert wird, zeigt bildhaft den Vorgang. Die Arme gleiten in die Offenheit, und die Wirbelsäule wächst in die Länge. Die Rückenmuskulatur kontrahiert sich, und die Vorderseite des Körpers öffnet sich. Dann gleiten die Arme weit nach vorne in die Streckung. Der Körper streckt sich in einer Gegenbewegung nach vorne. Der Rücken wird nun gedehnt, und die Vorderseite des Körpers, die Brust- und Bauchmuskulatur, zieht sich zusammen.

Die Muskulatur muß aktiv trainiert werden. Falsche Bewegungen oder auch Nervenschädigungen führen zu Verspannungen oder zum Schwinden des Muskelgewebes (Atrophie). Werden einige Körperpartien einseitig beansprucht, wie es bei verschiedenen Arbeiten oder auch bei extremem Leistungssport der Fall sein kann, führt dies allgemein zu disharmonischen Bewegungen und damit zu einem gestörten Harmonieempfinden. Es ist gut, die Muskulatur des gesamten Körpers durch ein aktives, aber nicht übertriebenes Bewegungsleben lebendig zu erhalten.

Allgemein sollten die dynamischen Bewegungen bei den Asanas nicht zu langsam ausgeführt werden. Schnelle Bewegungen, die gezielt und mit klarer Entschlossenheit stattfinden, stärken den Bandapparat. Langsame Bewegungen und das lange Halten von Asanas schenken große Beweglichkeit; sie schwächen aber auf die Dauer die Bänder und damit die Eigenstabilität des Skeletts. Extreme Einseitigkeit in der Praxis ist zu meiden. Ruhiges Halten mit nachfolgenden dynamischen Bewegungen geben Harmonie und Ausgeglichenheit.

Kontraktion und Entspannung, Zusammenziehen und Loslassen beschreiben das lebendige Spiel der Bewegung. Die Asanas, die Körperübungen des Yoga beginnen mit der aktiven, dynamischen Phase. Die Glieder bewegen sich in die Weite, die Wirbelsäule wächst in die Länge und formt die rechte Wölbung. Die gesamte Muskulatur wirkt auf vielfältige Weise zusammen. Wie der Atem sich in ein- und ausatmender Bewegung verkündet, so zeigt sich auch im Anspannen und Loslassen durch den Körper das Spiel der Muskulatur. Die Atmung taucht in die Muskulatur unter.

Die nun folgende Anordnung der wichtigsten Muskeln des Körpers zeigt deren große Bedeutung. Der Hüft-Lendenmuskel (M. iliopsoas), der unter dem Leistenband gelagert ist, trägt wesentlich zur aufrechten Körperhaltung bei. Er ist sehr tief nach innen zum Kreuzbein und Lendenabschnitt der Wirbelsäule gelagert. Für Stärke und Spannkraft der Wirbelsäule, die eine aufrechte, natürliche Körperhaltung ermöglichen, ist die Bauchmuskulatur wichtiger als die andere Rückenmuskulatur. Von unten ausgehend, richtet sich die Wirbelsäule wie ein Turm auf.

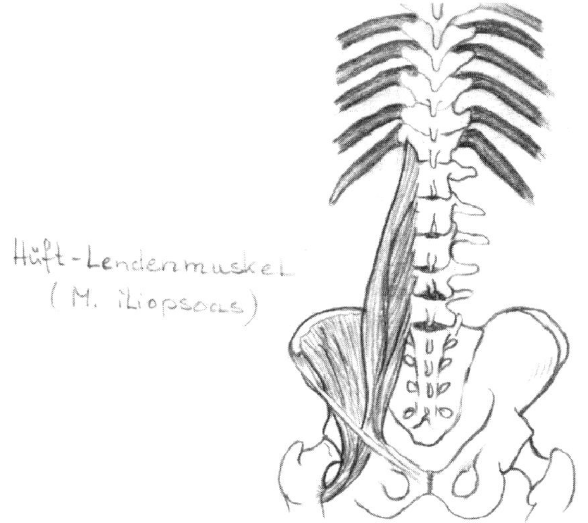

So gewinnt die Muskulatur in den unteren Regionen die größte Bedeutung. Die Rückenmuskulatur oberhalb der Lenden trägt nur noch sekundär zur geraden Körperhaltung bei. Von der Wirbelsäule aus geht der breite Rückenmuskel (M. latissimus dorsi) seitlich über die Achsel zum Oberarmknochen. Für diesen Muskel, der einen großen Teil der mittleren Wirbelsäulenpartie motiviert, sollte der Yogaübende ein Gefühl bekommen. Bei vielen Bewegungen wird die Wirbelsäule durch seine breite Ansatzfläche in Spannung getragen.

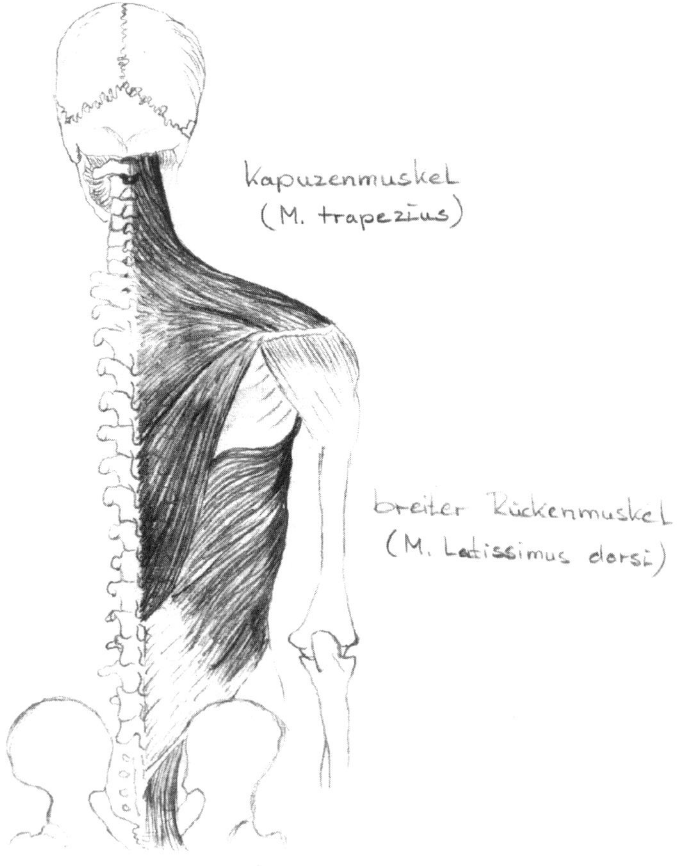

Oberhalb des M. latissimus dorsi liegt der Trapezmuskel. Dieser Name ist sehr zutreffend, da dieser Muskel vom Bild her ein großes Trapez darstellt, das mit der Oberseite zum Nacken hinaufreicht, an den Seiten über die Schulterblätter zu den

Armen hinübergreift und bis zur Mitte der Wirbelsäule nach unten reicht. Dieser Muskel ist hauptsächlich für die Bewegung der Arme von Bedeutung, jedoch nicht für die Aufrichtekraft der Wirbelsäule. So können Sie bildhaft die Muskulatur der Wirbelsäule einfach und praktisch betrachten. Wie der Atem rhythmisch in Ein- und Ausatmen gleitet, so soll sich die Bewegung der Wirbelsäule aus einem lebendigen Wachsen entfalten, das sich im Körper von unten nach oben aufbaut. Dann wird ein natürliches Zusammenwirken der Muskulatur, das frei von Verspannungen ist, förderlich beeinflußt.

Für die einzelnen Muskeln der Arme und Beine, des Nackens, sowie des Beckens benötigt der Yogaübende kein differenziertes Bewußtsein. Diese Muskeln der Gliedmaßen werden aus dem selbstverständlichen Fließen und Ineinandergleiten der dynamischen Bewegungen gestärkt.

Die Gelenke

Die Gelenke sind die Verbindungsstellen der einzelnen Knochen. Die Gelenke dürfen generell nicht zu fest oder gar steif werden, aber es wäre ebenso ungünstig, wenn sie hypermobil wären, da dann die Gefahr bestünde, die gesamte Stabilität zu verlieren. Ein Gelenk soll geschmeidig und doch stabil sein.

Die Muskeln sind die physischen Träger, die eine Bewegung in Gang bringen. An die Muskeln schließen sich Sehnen an, die mit zum Teil recht kräftigen Bändern die Gelenke stabilisieren. Eine Verstauchung ist eine Überdehnung der Bänder, die durch Überbeanspruchung oder gestörte Bewegungen eintreten kann. Das Gelenk schmerzt und schwillt an, wenn die Bänder durch Gewalteinwirkung überdehnt werden. Ein Bänderriß entsteht durch sehr starke Gewalteinwirkung. Er wird meist operativ behoben. Der gesamte Bandapparat ist sehr vielseitig. Die Verbindung vom Kreuzbein zum Hüftbein ist ein sehr straffes Gelenk (Amphiarthrose). Es dient nicht der Bewegung, sondern der Abfederung. Die größten Gelenke des menschlichen Körpers sind die Hüft- und Schultergelenke. Die Knie- und Ellbogengelenke sind Drehwinkelgelenke, die Fingergelenke sind Scharniergelenke. Sie ermöglichen ein einfaches Öffnen und Schließen wie bei einer Tür. Die Handgelenke sowie manche Gelenke der oberen Wirbelsäule sind Eigelenke, die eine ellipsoide Bewegung ermöglichen.

Die Scharniergelenke, wie sie an den Fingergliedern bestehen, lassen die Bewegung nur in einer einzigen Richtung zu. Diese Bewegungsrichtung, die ganz allgemein auch mit der Wirbelsäule im Biegen und Strecken ausgeführt werden kann, ist vergleichbar mit dem Öffnen der Blütenblätter einer Pflanze am Morgen und dem Schließen der Blüte am Abend. Die Bewegungen des Kugelgelenks aber, die kreisend sowie auf und nieder ausgeführt werden können, entsprechen in ihrem Sinngehalt mehr den Blättern einer Pflanze. Im grünen Anteil des Pflanzenteiles findet die Photosynthese statt. Die Pflanzen empfangen Licht und Wärme und verarbeiten auf innigste Weise die Kohlensäure wieder zu Sauerstoff. Sie sind die Lungen der Natur. Die innere Beziehung und Verwandtschaft des menschlichen Kugelgelenks zu den Blättern der Naturpflanze liegt in der lebendigen Fülle der hohen Natur des Empfangens und Gebens. Das Kugelgelenk kann in alle Richtungen bewegt werden. Es gleitet auf und nieder, kreist und streckt sich. Die Pflanze arbeitet immerfort unter Licht- und Wärmeeinwirkung und schenkt lebensspendenden Sauerstoff. Sie gleicht einer Bewegung in alle Richtungen. Ihr ist keine Grenze gesetzt. Den Bewegungen der Hüfte und der Schultern sind ebenfalls von seiten des Gelenks keine Grenzen gesetzt. Am Bewegungsapparat drückt sich damit ein reines, seelisches Wesen aus. Die Seele, in ihrer Reinheit einer Pflanze gleich, schenkt Leben. Sie ist die gebende Kraft des Menschen.

Die Kugelgelenke sind bei den meisten Menschen in ihrem Bewegungsradius sehr stark beeinträchtigt. Man sieht es an der Sitzhaltung am Boden. Die wenigsten Menschen können noch bequem im Schneidersitz am Boden sitzen. Der Lotussitz oder der Halbe Lotus, die eine sehr bewegliche Hüfte erfordern, stellen für den Europäer meist extrem schwierige Übungen dar. Die Hüfte soll aber durch ein inneres Bewußtsein unbedingt wieder mobiler werden, dies ganz besonders bei Jüngeren. Ein inneres Bewußtsein bedeutet integrales, umfassendes Verstehen der großen Gesetze des Lebens. Herzdenken und intellektuelles Erfassen finden in der Wirklichkeit der Seele eine neue Blüte. Der Meditierende im Lotussitz beschreibt bildhaft eine Blüte. Das intellektuelle Denken tritt in der Bescheidenheit der am Boden ruhenden Haltung zurück.

Die Wirbelkörper sind durch Gelenkflächen miteinander verbunden. Viele Bänder und eine beträchtliche Muskelmasse halten die Wirbel in der richtigen Lage. Die Bewegung innerhalb einzelner Wirbel ist - mit Ausnahme der Halswirbel - nur recht eingeschränkt möglich, im gesamten aber kann die Wirbelsäule, wenn sie bei guter Elastizität ist, enorm weite Bewegungen ausführen. Die Wirbelsäule ist dem Stengel eines Getreidehalmes vergleichbar. Sobald der Halm an irgendeiner Stelle knickt, knickt die ganze Ähre nach unten. Wenn die Wirbelsäule an einer Stelle geschwächt ist, entgleitet die natürliche Spannkraft und Schwäche tritt ein. Die Beweglichkeit sollte in allen Teilbereichen annähernd gleichmäßig sein. Die Wirbelsäule ist immer im Ganzen zu betrachten. Wie der lange Halm einer Getreidepflanze in seiner wiegenden Elastizität von hoher Harmonie getragen ist, wenn er ohne Knick in seiner erhabenen Kraft hochstrebt, ist gleichermaßen die Wirbelsäule von erstaunlicher Kraft getragen, wenn sie durch die Lebendigkeit und Wachheit das Haupt des Menschen erhebt.

Die meisten Rückenbeschwerden entstehen durch die einseitige Art des Denkens, das sich die Menschheit in unserer Zeit angeeignet hat. Das Bewußtsein ist zu sehr an den Leib gebunden. Dem Denken fehlt die Seele und damit die innere Wärme des Glaubens und der Liebe. Der ganze Mensch tendiert durch die Macht des Intellektualismus dazu, in seinen Gliedern ganz Kopf zu werden. Der Kopf ist der härteste, kompakteste Teil des Leibes. Durch den einseitigen idealistischen Intellektualismus, der sich wie eine Schlinge aus Draht um die Glieder des Leibes windet, neigt der ganze Rücken dazu, mit seiner Muskulatur Kopf zu werden. So ist eines der häufigsten Zeitprobleme die verspannte, manchmal bretthart gewordene Rückenmuskulatur, die sich bis zu schmerzhafter Migräne ausweiten kann.

Eine Massage kann das Problem nur auf äußere Weise lindern. Das Wichtigste für den Menschen in der gegenwärtigen Zeit sind Glaube und Hingabe an Gott.

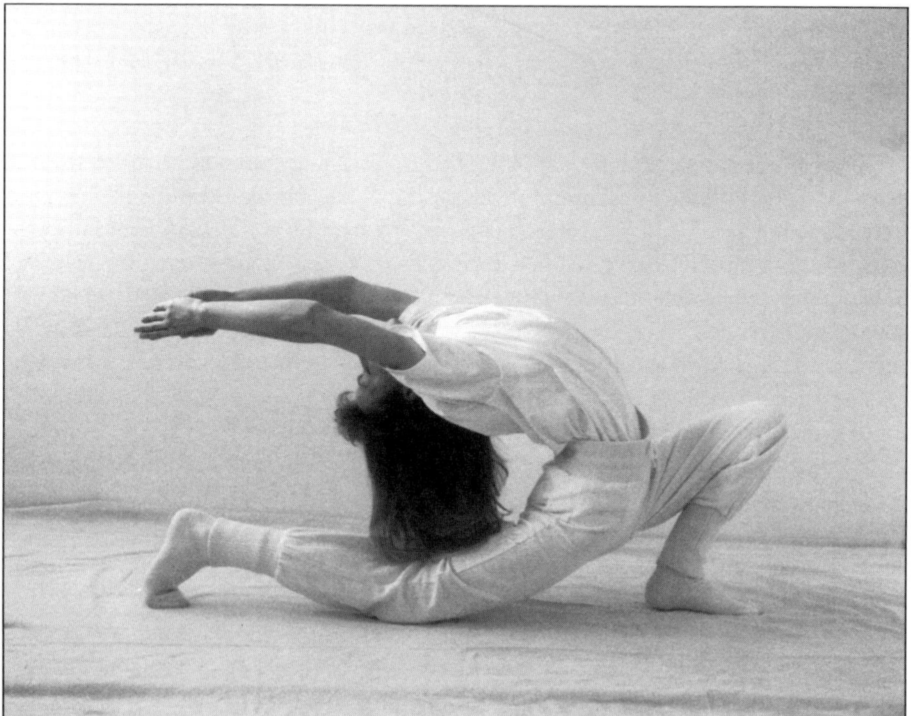

Die meisten Asanas betreffen die Spannkraft der Wirbelsäule. Die Rückenpartie sollte in allen Teilbereichen mobil sein.

Die Pathologie des Bewegungsapparates

Für ein tieferes Verständnis der vielschichtigen Störungen, die an den Gelenken, Muskeln und Bändern auftreten können, ist es wesentlich, noch einmal die innere Seite der Bewegung vor die Seele zu rücken. In der Bewegung lebt Willenskraft. Diese Willenskraft ist beim gewöhnlichen Menschen durch die verschiedensten Gedanken, Gefühle und Ängste in ihrem natürlichen Sinn beeinträchtigt. Teilweise sind es bewußte Kräfte, zum Großteil aber unbewußte Wesenseigenschaften, die auf die Bewegung hemmend und beschwerend einwirken. Ein Kind erkrankt am allerwenigsten am Bewegungsapparat. Betrachtet man ein Kind, so fällt es recht deutlich ins Auge, wie es in unberührter Natürlichkeit das Bewegungsspiel lebt. Der Erwachsene dagegen besitzt umfassende Persönlichkeitskräfte, die zwar einerseits notwendig sind, andererseits aber den Körper verhärten und ihm damit die Angriffsfläche für vielfache Störungen bieten. Der innere Sinn der Bewegung ist kosmisch, das heißt, in den Gliedmaßen webt ein unmittelbares, geistiges Leben. Dieses geistige Leben atmet auf verborgene, unsichtbare Weise im Menschen. In der Bewegung findet das höchste Bedürfnis seinen Ausdruck. Es ist der innerste Wunsch nach völliger, unberührter Reinheit, die innerste Sehnsucht nach der kosmischen Liebe. Weit über die menschliche Liebe hinaus erhebt sich dieses innerste Bedürfnis der Seele. Fühlt man den hohen Geist in der Bewegung, wird man sehr achtsam mit allen Verrichtungen, Schritten und Gesten umgehen. Die wenigsten Menschen aber fühlen in der Bewegung ein geistiges Leben. Dadurch neigen sie vielfach zu überschwenglichen Sprüngen und rastlosen Handlungen. Eine harmlose Erkrankung der Muskulatur zeigt sich im sogenannten Muskelkater. Auch Schmerzen in den Gelenken und in einzelnen Körperpartien treten häufig durch übersteigerte Bewegungen auf, die meist in Sport und Spiel stattfinden.

Diese harmlosen Störungen verschwinden nach einigen Tagen der Ruhe. Nun wäre es aber günstiger, wenn der Mensch ein achtsames Bewußtsein für die Bewegungen entwickeln würde, die er im Laufe des Tages vollbringt. Denn damit würde er jenes große Auf und Nieder von Bedürfnis und Übersteigerung vermeiden. Bescheidenheit, Achtsamkeit und Gelassenheit werden auch von dem Yogaübenden gefordert. Wenn diese inneren Seeleneigenschaften ausgeprägt werden, haftet das Bewußtsein nicht zu sehr am Körper fest, das Üben gewinnt den Charakter von Verehrung und Gebet. Solange der Yogaübende mit seinen Übungen für sich selbst ein großes Ziel begehrt, wird er immer in die Gefahr kommen, sich zu verletzen oder im harmloseren Fall eine Übersäuerung im Gewebe, den sogenannten Muskelkater, zu bekommen.

Eine weitere, schon etwas tiefere Störung sind Bänderzerrungen (Distorsionen), Wirbelverschiebungen, Muskelrisse, starke Muskelverhärtungen und Gelenkverschiebungen (Luxationen). Alle diese Krankheiten, die immer durch Fehl- oder Überbelastungen entstehen, rufen zur Ruhe auf. Betrachtet man das Geschehen, wie man sich eine Bänderzerrung zuzieht, wird man feststellen, daß man aus dem Rhythmus gekommen ist. Die natürliche Bewegung wird durch übersteigerte Impulse des Nervensystems, die eine Verbindung zu den Gedanken und Gefühlen haben, beeinträchtigt. Unbewußt tritt man fehl. Zur Heilung dieser Störungen, die meist noch recht harmlos sind, bedarf es schon einiger Disziplin. Ein Band, das überdehnt wurde, muß ruhiggestellt werden. Ein Wirbel, der verschoben ist, bereitet Schmerzen. Durch erhöhte Achtsamkeit und Besinnung kann solch ein Wirbel wieder auf natürliche Weise in die Ausgangslage zurückkehren. Die Methode des Einrenkens (Chiropraktik) ist keinesfalls empfehlenswert, da sie die eigentliche Ursache nicht beseitigt. In jedem Falle von Verletzungen oder auch von starken Muskelverhärtungen ist die besinnliche Ruhe heilsam. Diese Art der Ruhe darf aber nicht als Passivsein verstanden werden. Wenn Innerlichkeit und Achtsamkeit bestehen, so kann der Betreffende alle Bewegungen vollbringen. Um eine wirkliche Heilung von dieser Art pathologischer Störungen zu finden, ist erhöhte, konsequente Wachheit notwendig. Dadurch steigen die aufbauenden Stoffwechselprozesse und das Gewebe regeneriert sich. Es muß aber betont werden, daß die Unruhe des Gemütes weichen muß. Innerlichkeit und Bescheidenheit heilen den Bewegungsapparat.

Schwere Krankheiten, die den Bewegungsapparat lähmen, sind Arthritis (Gelenkentzündung), Arthrose und Osteoporose (Knochenentkalkung). Sie treten zu einem bestimmten Zeitpunkt im Leben auf. Ihre Ursache liegt nicht nur an einer falschen Lebensführung, denn selbst sehr gesunde Menschen, die eine gute Konstitution besitzen, können von diesen Krankheiten betroffen sein. Eine erbliche Anlage spielt eine gewichtige Rolle. Die Betreffenden stehen mit diesen Störungen einer erhöhten Anforderung des Lebens gegenüber. Eine gesunde Ernährung wirkt in den meisten Fällen sehr heilsam. Insgesamt wird aber die Ernährung nicht ausreichen. Eine tiefe Änderung der persönlichen Verhältnisse und eine Umstimmung im Charakterleben wird erforderlich. Die Heilung von schweren Störungen am Bewegungsapparat kann in letzter Konsequenz nur dann erfolgen, wenn der Mensch eine neue, gebende Aufgabe in seinem Leben wachruft.

Eine Geschichte kann den Zusammenhang von Rückenproblemen und fehlgeleiteter Aktivität, bzw. einem Mangel an Glauben verdeutlichen. Ein Mann, der eine gutgehende Druckerei besaß, bekam in seinen mittleren Lebensjahren Probleme mit der

Lendenwirbelsäule. Ärzte konnten keine exakte Diagnose finden. Ein pathologischer Befund war anhand von Röntgenbildern nicht ersichtlich. Lediglich die Muskulatur im Kreuzbein-Lendenbereich zeigte eine überdurchschnittliche Tension. Da das Unternehmen recht gewinnbringend florierte, hatte der Mann für sich selbst sehr viel Zeit. Er beschäftigte sich vielfach mit Bergsteigen. So stieg er in seiner Freizeit durch steile Wände der Alpen. Die Probleme mit seinem Rücken nahmen aber trotz Massagen und anderer Therapien zu. So sah er sich gezwungen, die Arbeit in der Druckerei zu reduzieren, um seinen Rücken nicht durch langes Stehen an den Maschinen oder Sitzen vor den Computern noch weiter zu überlasten. Am Morgen stand er bereits um vier Uhr auf, da die Schmerzen ihn derartig plagten, daß ihm jeglicher Schlaf geraubt war. Auf der Suche nach Heilung kam er zu vielen orthopädischen Spezialisten. Er ließ sich auch operieren und ging in Kur. Die Schmerzen aber nahmen kein Ende. So begann er sein ganzes Leben von seinem liebsten Freund, dem Schmerz im Rücken, abhängig zu machen. Viele Termine mußte er absagen. Die viele freie Zeit, die ihm zur Verfügung stand, nützte er ganz dafür, seinem Rücken die entsprechende Pflege zu geben. Keine Mühe war ihm zu groß, um etwas Positives für seinen Plagegeist zu tun. So setzte er für seine Schmerzen am Tage Elektroden an, die eine bestimmte Reizwirkung und damit Entspannung in der Muskulatur herbeileiteten. Er ging zum Schwimmen ins Heilbad und täglich zum Masseur. Da die Rückenschmerzen um nichts nachließen, beschloß er eines Tages, den Betrieb zu verkaufen, um sich ganz auf sein Gesundwerden besinnen zu können. Doch die Beschwerden mehrten sich wie Möwen, die man am Meer zu füttern beginnt. Einzig und allein am Tage des Bergsteigens, vor allem dann, wenn er durch die Felswände kletterte, war der Mann beschwerdefrei. Denn am Fels mußte er sich oftmals selbst vergessen. Er balancierte an Griffen und kleinen Tritten hoch über Abgründe hinweg. In solchen spannungsreichen Extremsituationen hatte er keine Zeit, an den Rücken zu denken. So empfand er auch keine Schmerzen. Erst dann, wenn die Autofahrt heimwärts begann, folgte er wieder der Gewohnheit des Denkens, und die Schmerzen in der Lendenwirbelsäule ergriffen ihn.

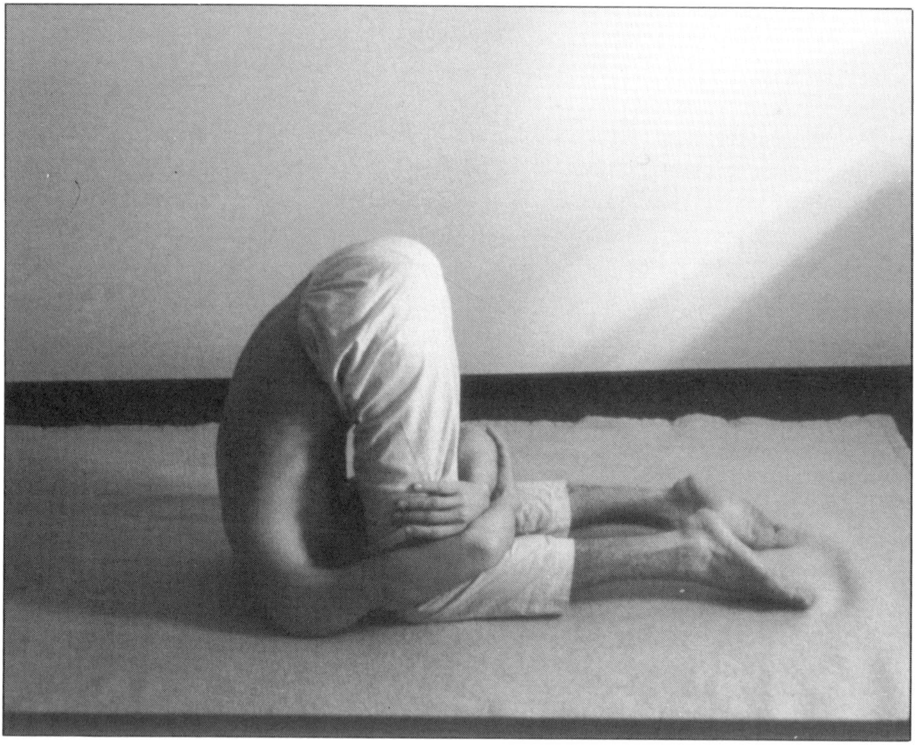

Die Heilung von Rückenbeschwerden, Problemen mit der Muskulatur und den Gelenken erfolgt nicht auf direkte Art und Weise, sondern in der aktiven Besinnung auf die Pflichten und Arbeiten, die das Leben stellt. Eine angenehme Freude mit ihrer aufbauenden Kraft und Friedfertigkeit erhebt die Seele mit heilender Wärme, wenn Arbeit und Sinnerfüllung gleichermaßen wachsen.

Die Haut und die Sinnesorgane

Die Haut als Kontaktorgan

Ein Eichenbaum besitzt an seinem unteren Stamm eine feste, kompakte Rinde. An den Ästen wird diese Rinde weicher, und an den feinen Verästelungen zeigt sie eine ganz elastische Beschaffenheit. Diese den ganzen Baum umhüllende Rinde schützt das Holz vor Austrocknung und Schädlingen. Die Rinde erfüllt eine wichtige Funktion am Baum. Im Gegensatz zum Menschen besitzt der Baum jedoch keine Nervenbahnen und keinen Blutkreislauf. Obwohl verschiedene Säfte im wachsenden Holz zirkulieren, fehlt das rote Blut, das nur bei Tieren und beim Menschen vorhanden ist. Der Baum hat auch keine physisch veranlagten Sinnesorgane. Er nimmt zwar Licht und Wärme von außen auf, doch besitzt er als pflanzliche Wesenheit keine Augen und keine Tastzellen.

Die Sinne sind nur im Menschen veranlagt. Obwohl das Tier ebenfalls Augen, Ohren, Nase, Zunge und Tastorgane besitzt, so hat es doch kein Bewußtsein aus dem Selbst. Das Selbst, jenes übersinnliche Geistige, fehlt bei allen Tieren. Die Tiere sind von einem Instinkt oder übergeordneten Gruppengeist geleitet. Der Baum, der auch kein Nervensystem und keinen Blutkreislauf hat, besitzt aber auf verborgene Weise Sinnesorgane. Diese Augen und Ohren sind nicht physisch sichtbar, sondern ganz im Inneren der Pflanzenwesenheit angelegt.

In den Sinnen liegt ein verborgenes, geheimnisvolles Leben. Die Nerven sind nicht die Sinne. Die Haut des menschlichen Körpers, die eine Schranke zwischen der leiblichen Welt des Körpers und der Außenwelt darstellt, ist mit einer sehr großen Anzahl von Nervenendungen versehen. Sie ist ein Kontaktorgan, welches die eigene Beziehung zur Umwelt regelt. Die wirklichen Sinneszellen des Tastens, die ein verborgenes, geheimnisvolles Leben in sich behüten, liegen mit ihrer Lichtkraft nicht direkt an der Haut, sondern im inneren Gemach der Seele, die selbst Wärme und Licht zugleich ist.

Die Aufgaben der Haut des menschlichen Körpers sind vielfältig. Sie ist beispielsweise das Hauptorgan für die Regelung des Wärmehaushaltes. Jene Menschen, die eine rege periphere Durchblutung in den Gefäßnetzen haben, geben im gesamten mehr Wärme durch ihre Haut ab, wogegen jene, die infolge der Gesamtregulation der nervösen Steuerung leicht zu kalten Gliedmaßen neigen, weniger nach außen abstrahlen. Zum einen dient die Haut als Schutzmantel, indem sie schädliche Einflüsse aus der Umwelt abhält, und zum anderen verhindert sie den Verlust von Wasser nach außen. Die Haut ist auch ein wichtiges Atemorgan. Verbrennungen, die über das Maß von einem Drittel der Gesamtoberfläche des Körpers hinausgehen, bewirken eine Blockade in der Atemfunktion. Dadurch entsteht die Gefahr des Erstickens. Weiterhin gibt die Haut Schlacken durch die Schweißdrüsen nach außen ab. Das Schwitzen kann tendenziell mehr aktiver oder mehr passiver Art sein. In der Sauna bewirkt die äußere Hitzeanreicherung die Schweißsekretion. Sie ist passiver Natur, da sie nicht aus der aktiven Stoffwechselanregung durch Anspannung in der Muskulatur kommt. Das aktive Arbeiten mit dem Körper wirkt reinigend auf die Haut. Dadurch wird eine gesunde Ausscheidung angeregt.

Die Ausübung von Yogaasanas führt in der Regel zu einem frischen Teint, zu einer reinen und schönen Ausstrahlung. Diese allgemein verjüngende Tendenz, die man meist schon nach kurzer Zeit der Asanapraxis bei sich feststellen kann, entsteht vor allem durch das Fließen der elektromagnetischen Energie, des sogenannten Pranas. Die Energie fließt von der Wirbelsäule ausgehend bis an die Peripherie der Haut und umgekehrt von der Haut bis in den Blutkreislauf und in das Innere der einzelnen Organsysteme. Die Funktionen der Haut werden durch die unterschiedlichen Dehnungen gestärkt. Der Spagat beispielsweise führt zu einer starken Dehnung der gesamten Beinmuskulatur und des betreffenden peripheren Gewebes der Haut. Die Haut wie auch das Gewebe werden belebt, stärker durchblutet, lebendiger durchatmet und in der Abwehrfunktion, die hauptsächlich mit Histiozyten in der Lederhaut wirksam ist, angeregt. Jede Asana dehnt einen bestimmten Körperabschnitt und läßt einen anderen Teil entspannt. Die Haut dehnt und entspannt sich im ständigen Wechsel der Bewegung und des Ruhens.

Die Haut steht mit dem Nervensystem in sehr inniger Verbindung. Im Gesicht bestimmt der Trigeminusnerv die Sensibilität der empfindsamen Oberfläche. An den Fingern enden zahlreiche fein verästelte Nervenbahnen. Sind Organe gestört oder allgemein die Nerven überreizt, so können sich an der Haut bestimmte Schmerzzonen mit brennendem und stechendem Charakter zeigen. Schmerzen werden durch die Nervenbahnen dem Gehirn vermittelt. Durch die nervösen Impulse dringen sie in das Bewußtsein des Menschen. Der Tastsinn, von dem man gemäß der anatomischen Zuordnung annimmt, daß er sich an der Peripherie der Haut befindet, ist dem Bewußtsein nicht direkt als Sinnesorgan zugänglich. Ein Sinnesorgan kann nicht direkt einen Schmerz signalisieren. Nur die Nerven, die die Empfindung weiterleiten, zeigen Schmerz oder eine bestimmte Art der Wahrnehmung an.

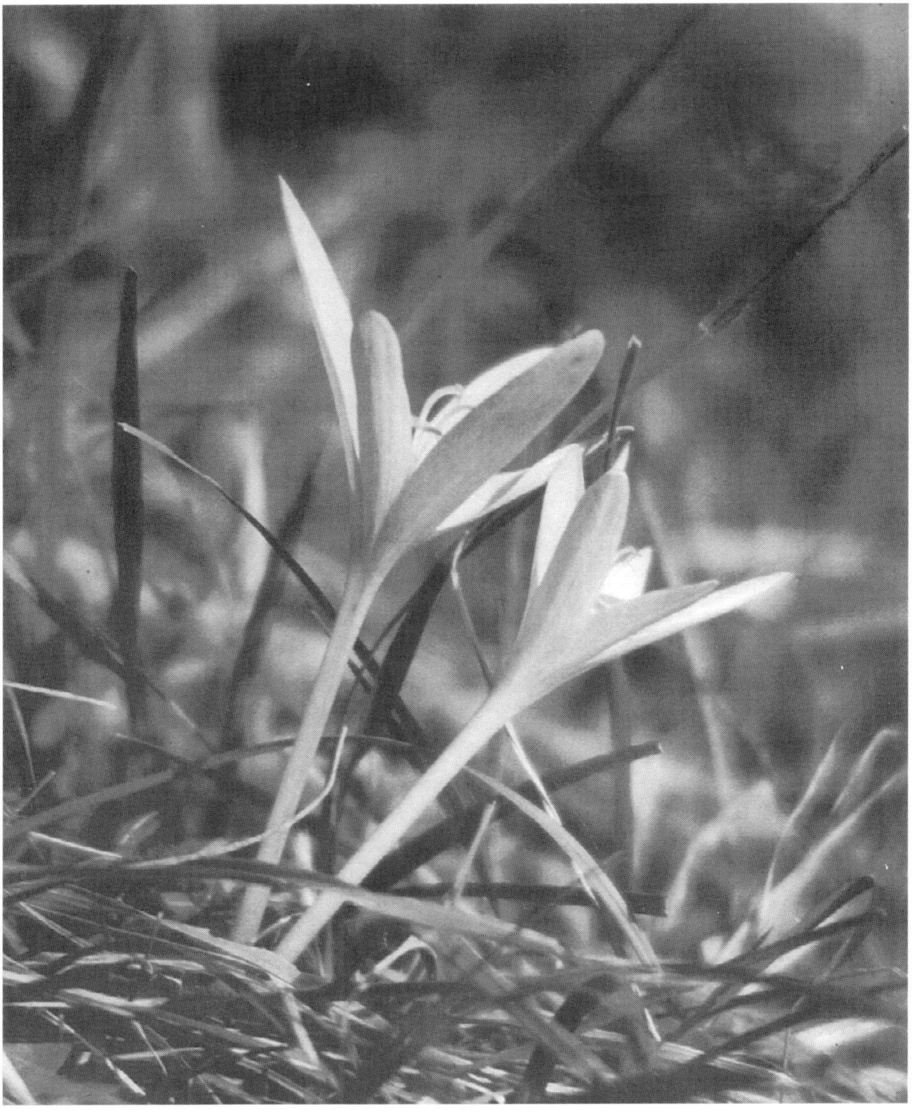

Das Bild zeigt die Herbstzeitlose. Auf verborgene Weise besitzt die Pflanze Sinne, so wie sie auch ein Leben hat. Doch trägt sie kein Nervenkostüm und damit kein Bewußtsein. Sie bleibt rein, zeitlos und unberührt.

Die Sinnesorgane in Beziehung zur Erleuchtung

Die Sinnesorgane sind im Gegensatz zu den Nerven reine Lichtorgane. Der Sinn selbst kann nicht durch das Bewußtsein, das mit den Nerven vermittelt wird, empfangen werden. So sind die Sinne in ihrer wahren Natur ein tiefes seelisches Geheimnis. Sie sind ein übersinnliches Leben. Wie das Licht der Sonne eine Quelle aus der kosmischen Welt darstellt, so verhält es sich auch mit dem Sinnesleben. Die Sinnesempfindungen wie Tasten, Schmecken, Sehen, Hören und Riechen sind nicht wirkliche irdische Eindrücke. Durch die Spiegelkraft des Bewußtseins, das über die Nervenbahnen und das Gehirn vermittelt wird, kann sich der Mensch ein Bild der äußeren Welt aneignen. Dieses Bild aber, das er durch seine doch persönliche Wahrnehmung gewinnt, ist durch das individuelle Denken verzerrt. Das wirkliche, reine Licht, das nicht von der Erde geboren ist und in den Sinnen in Reinheit lebt, wird über die herkömmliche Art des Wahrnehmens nicht erkannt.

Das Wasser einer Quelle ist am Ursprungsort rein. Je weiter es sich vom Ursprung entfernt, desto mehr Schmutz fließt in das Wasser, und dadurch kann das eigentliche, reine Wasser nicht mehr gesehen werden. Die Sinne sind ihrer Beschaffenheit nach rein. Der Tastsinn ist der höchste Sinn, den ein Mensch besitzt. Er scheint an der Peripherie der Haut zu liegen. In Wirklichkeit ist er ein inneres, reines Bewußtsein. In der Welt, die frei von allen Gegensätzlichkeiten und Veränderungen existiert, lebt dieser Sinn geheimnisvoll verborgen. Aber auch der Geruchssinn, das Sehen, das Hören und das Schmecken sind in ihrer wahren Natur seelische Lichtentitäten. Neben diesen bekannten Sinnen besitzt der Mensch in seinem innersten Wesen noch weitere Sinne. Diese sind beispielsweise der Bewegungssinn und der Gleichgewichtssinn. Auch sie liegen nicht in der physischen Anlage, sondern befinden sich in der ätherischen Hülle des feinstofflichen, inneren Seelenmenschen.

Wird ein Sinn im Leben durch die Seele, die sich zum göttlichen Lichte erhebt, unmittelbar in Erfahrung gebracht, so werden die Eindrücke, die das Nervensystem vermittelt, in drastischer Weise als niedrig und sogar als etwas Schlechtes erlebt. Der Sinn ist ein erhabenes Wesen, eine hohe Gestalt, ein reines Leben. Der Sinn befreit die Seele durch sich selbst von allem Karma. Er tötet das äußere Bewußtsein und schafft durch sich selbst Leben, da er selbst aus der innigsten Welt des Lebensäthers geboren ist. Lernt ein Yogaschüler diesen tiefen Hintergrund durch sein göttliches Selbst zu erschauen, wird er bald von den Verstrickungen des Nervensystems frei. Er gewinnt - vorausgesetzt, er bleibt in seinen irdischen Tagen sehr handlungskräftig - ein völlig neues Empfindungsleben. Dieses ermöglicht ihm eine höhere Reinheit und schenkt ihm die feine Ausstrahlung von Zartheit und Unberührtsein.

Nicht die Sinne sind die Verführer, sondern die Wesensmächte der an den Leib gebundenen Wahrnehmung stellen die große Macht der Sünde dar. Sie sind tatsächliche Wesensmächte, gestürzte Engelmächte, die das gesamte Bewußtsein auf derartige Weise verdichten und damit verdunkeln, daß der Mensch die Reinheit des Lichtes, das in der Natur der Sinne der Seele lebt, nicht mehr erkennen kann.

Der Gegensatz zu Sünde und Verführung ist die Erleuchtung. Die an den Leib gebundene Wahrnehmung erlischt wie eine Kerze, deren Docht abgebrannt ist. Das kleine Licht des menschlichen Bewußtseins löst sich in der großen universalen Weite des Geistes auf, ähnlich dem Bild der aufgehenden Sonne am Morgen, die das ganze Firmament und den Boden der Erde erhellt. Erleuchtung ist der treffendste Ausdruck für das Erwachen des geistigen Auges in der Lebenssphäre des heiligen Äthers. In dieser Sphäre erscheint in zarten Lichtstrahlen eine immergrüne Pflanze, deren Gestalt nicht materieller, sondern vollkommen reiner und damit kosmischer Natur ist. Dies ist das reine Licht in den Sinnen.

Die Haut und das Nervensystem empfangen alle Einflüsse der Sinne und leiten sie an das Gehirn weiter, damit diese Impulse dem Bewußtsein zugänglich werden. Durch die vollkommene Hinwendung des Gottsuchenden an die ewige Gnade des Herrn im Bilde der Liebe und des Lebens Christi ordnet sich das Nervensystem auf neue Weise. Die eigenen Wünsche verlieren an Macht, die Sexualität wird unwichtig, lasterhafte Begierden entschwinden in ein Nichts. Dies erfährt der wahre Gottsucher, der in tiefem Ernst und höchster Bemühung nach dem erhabenen Selbst trachtet. Der ehrliche und tapfere Wunsch, die außerirdische Liebe als das Höchste zu ersehnen, führt augenblicklich zur Überschreitung aller trennenden Gefühle und gibt dem Menschen Einlaß in das edle Gemach der geistigen Seele. Das Licht erstrahlt in einem inneren Leuchten. Das Bewußtsein wird sich seiner selbst bewußt. Dies geschieht aus dem Geist, der im Lebensgefüge des Äthers erwacht. Das persönliche Leben weicht zurück.

Die vollständige Bereitschaft des Herzens ist eine wichtige Grundbedingung, um die hohe Gnade der Erleuchtung zu erlangen, die die erste spirituelle Station des Menschen auf seiner Heimkehr in die ewigen Zelte darstellt. In Geduld, Ausdauer und aufrichtiger Bemühung in der Meditation erlebt der Suchende die bittere Seite des Lebens. Er muß viele Dinge tun, die sein Gemüt nicht gerne tut, die aber sein Nervensystem neu ordnen und ihn auf stille, unmerkliche Weise in die auserwählte Position der einstmals sich vollziehenden Erleuchtung rücken. Die Wege sind nah, das Ziel in Gott ist näher als das Allernächste. Wie hatten doch die Heiligen und weisen Menschen der Geschichte vielfach gegen ihr Gemüt handeln müssen, damit sie dem höheren Willen, der durch ihre reinen Sinne hereinleuchtete, gerecht wurden. Die Wege zur Erleuchtung führen immer über die vollkommene Meditation. Durch Übungen im Sinne einer Technik kann ein Gottsuchender die Erleuchtung nicht erreichen. Die vollkommene Meditation muß auf das reine göttliche Ideal, auf das höchste Selbst gerichtet sein. Dieses Selbst ist geistig, ewig, unendlich, es ist die reine Liebe ohne jegliches menschliche Begehren. So müssen die Kraft, das Gemüt und der Verstand vollkommen von göttlicher Liebe durchdrungen werden, damit im Innersten der Seele die unendliche Gnade des Herrn als das höchste und vollkommenste Leben erwacht. Die Hinwendung an ein Leben, das durch die außerirdische Kraft der Liebe geboren wurde, wie es im Zeichen der Liebe Christi oder bei den Heiligen erscheint, führt zum Geborenwerden eines neuen Ichs. Für die hohe Gnade der Erleuchtung, die aus dem Lebensgeiste im heiligen Äther entspringt, stirbt die alte Kreatur, und ein neues, unbeschreibbar junges Leben beginnt in den Augen der Seele zu strahlen.

Kurze Übersicht über die Hautkrankheiten

Zu den wichtigsten Hauterkrankungen zählen Nesselsucht (Urtikaria), Schuppenflechte (Psoriasis), allergische Ekzeme und die Neurodermitis. Alle Störungen, die die Haut betreffen, hängen eng mit der Funktionskraft der Leber und der Nieren zusammen. Diese Organe sind die Zentren des Astralleibes. So können auch die Hauterkrankungen als astralische Störungen bezeichnet werden. Der Astralleib ist der feinstoffliche Körper, der alle Bewußtseinsimpulse trägt. Ist das Bewußtsein ungeordnet, neigt man besonders dazu, sich um das eigene Wohlbefinden zu kümmern.

Eine Allergie äußert sich durch Juckreiz, Brennen oder Schmerzen und Rötung der Haut. Oft besteht auch eine Schwellung. Diese Symptome verführen gerade dazu, das Bewußtsein auf den Körper zu lenken. Der Erkrankte möchte diese Erscheinungen natürlich möglichst schnell beseitigen. Aber gerade darin liegt das Problem. Die Störung kann nur verschwinden, wenn sie über einige Zeit unbeachtet bleibt. Das erfordert die Disziplin, konsequent nicht zu kratzen und so die Hauterscheinungen tatsächlich in Ruhe zu lassen. Aber nicht nur durch Kratzen tritt eine Verschlimmerung ein, auch das Hinlenken der Gedanken unterstützt das Krankheitsgeschehen.

Bei der Neurodermitis scheint das Problem noch tiefer zu liegen. Der Arzt stellt meist organbedingte Schwächen fest, und die Kinder, die daran erkranken, zeigen im allgemeinen eine schwache Konstitution. Die Möglichkeiten, selbst etwas gegen die Krankheit zu unternehmen, sind gering. Durch eine rein vegetarische Ernährung, d. h. drastische Reduzierung tierischer Eiweiße, können zwar hochakute Schübe vermieden werden, doch letztendlich muß das Geschehen von einem übergeordneten Standpunkt aus betrachtet werden. Dazu ist es erforderlich, sich bewußt zu werden, daß der Krankheit eine Störung des Eingeordnetseins zugrunde liegt. Dafür sind im wesentlichen die Eltern verantwortlich. Sie können das Leiden der Kinder durch ihre Bewußtseinshaltung verschlimmern oder verbessern. Im übertragenen Sinne könnte man es etwa mit folgenden Worten ausdrücken: "Die Eltern dürfen nicht dauernd am Kinde kratzen!"

Die Nesselsucht zeigt in ihrem Krankheitsbild zahlreiche, stark juckende Quaddeln. Diese werden durch Gewebsschwellungen hervorgerufen, die von einer hellroten bis weißlichen Farbe sind. Allgemein besteht eine allergische Tendenz. Die Nesselsucht ist Ausdruck eines Erschöpfungszustandes, dessen Auslöser oft eine physische oder psychische Belastung ist. In diesem Falle ist in erhöhtem Maße Disziplin und Selbstkraft erforderlich, trotz der gesundheitlichen Störung die tägliche Arbeit zu verrichten, gut und kräftig zu essen und dem äußeren Geschehen keine zu wichtige Bedeutung beizumessen.

Den feuchten, nässenden oder auch stark juckenden Hautkrankheiten liegen Überreaktionen, sogenannte exudative Diathesen, des Stoffwechsels zugrunde. Die Entlastung der hauptsächlichen Reinigungs- und Ausscheidungsorgane wie der Leber, der Nieren und der Milz, führen meist zu einer Verbesserung der gesamten Kondition der Haut. Wenn die Leber das Angebot der Nahrung nicht mehr richtig für den Aufbau körpereigener Substanz bewältigen kann, werden das ganze Lymphsystem und die Nieren überlastet, so daß die Haut einen Teil der Ausscheidungsfunktion übernehmen muß. Einige gezielte Fastentage mögen manchmal eine wertvolle Hilfe spenden. Ist die Konstitution des Betreffenden aber sehr schwach, so soll er auf eine rhythmische Ordnung in der Nahrungszufuhr achten. Abends sollen Eiweiße gemieden werden. Auch spätes Essen ist zu vermeiden, damit der Verdauung am Abend und in der Nacht eine wirkliche Ruhe und Regenerationsphase gespendet wird. Auf die rhythmische Ordnung und auf gute, natürliche Nahrung kann heute in unserer Kultur jeder ohne Zwang achten. Sie stellt einen notwendigen Teil zur Gesundheitspflege für den Körper und das mentale Bewußtsein dar. Darüber hinaus aber erweist sich die notwendige Anforderung, dem eigenen Körper und den eigenen Wunschleben der Sinne nicht zuviel unnatürliche und zwanghaft fixierte Aufmerksamkeit zu schenken, sondern sich um dienende Aufgaben in der Gesellschaft, Familie oder einer Gemeinschaft zu kümmern. Denn bei jeder Krankheit besteht ein Mangel an innerer Seelenkraft. Diese geheimnisvolle, erfüllende, heilsame Kraft und Energie, die das menschliche Bewußtseinsleben benötigt, um überhaupt aus der Versunkenheit der Naivität und unbedachten Schläfrigkeit gegenüber der Wirklichkeit des unendlichen Seins zu erwachen, entsteht durch fleißige Arbeit, durch Geben, Güte, Selbstlosigkeit, Tatkraft und Umsetzung der persönlichen Fähigkeiten in Werte des praktischen, ehrlichen Dienens. Diese Werte sind in unserer gegenwärtigen Kultur wichtiger als neue Errungenschaften auf dem Gebiet der Wissenschaft.

Das Nervensystem

Das Zerebrospinale Nervensystem

Das Nervensystem, das die Bewegungen und die Reizeindrücke vermittelt, heißt Zerebrospinales Nervensystem oder Zentralnervensystem. Dieses System unterliegt unserer willentlichen Beeinflussung. Wir können mit Hilfe der feinen Nervenbahnen die Meldungen der Außenwelt empfangen und sie zum Gehirn leiten. Durch die

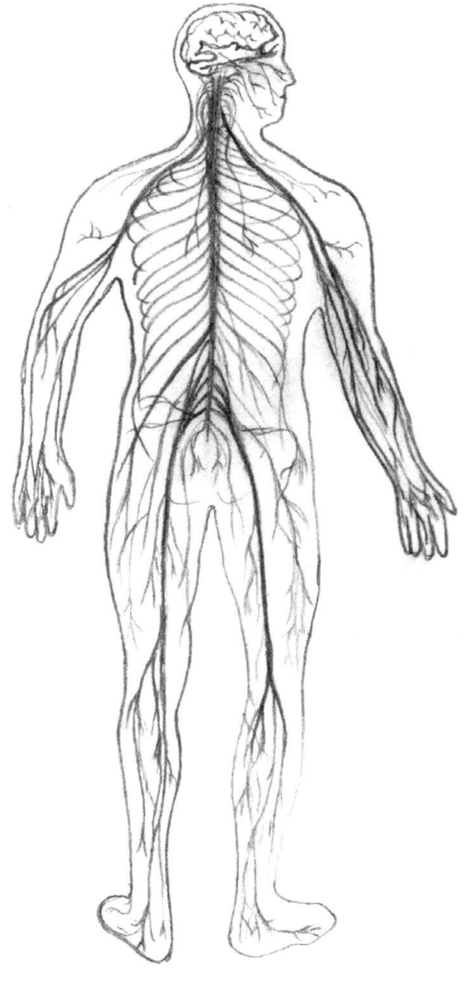

Anlage von motorischen Nervenbahnen können wir auf die Umwelt Einfluß nehmen, wir können unsere Gedanken durch Sprache, Schrift und Handlungen mitteilen. Gesten, Worte und Bewegungen übermitteln sich aus dem Bewußtsein einer Wesensanlage, die physisch mit dem Gehirn und den verschiedenen peripheren Nervenbahnen in den Körper eingegliedert ist. Das Zentralnervensystem lebt und webt wie ein lebendiges Wesen inmitten des fleischlichen Körpers.

Neben dem zerebrospinalen Nervensystem existiert noch das vegetative oder autonome Nervensystem. Alle Organ- und Funktionssysteme des Körpers besitzen eine spezifische Arbeitsaufgabe, die für die physische und psychische Gesundheit lebenswichtig ist. Jedes Glied ist ein eigenständiger Teil für sich, fügt sich aber gleichzeitig in das Gesamtwerk des menschlichen Körpers ein. Im Gegensatz zum Zentralnervensystem unterliegt das vegetative Nervensystem nicht den willentlichen Steuerungen.

Das Zentralnervensystem soll als erstes betrachtet werden. Zu diesem recht umfassenden System zählt die gesamte Gehirnanlage und als weiterer wichtiger Teil das Rückenmark. Der oberste Teil des Rückenmarks wird als das verlängerte Mark bezeichnet. Es ist bereits ein Teil des Gehirns. So stehen das Rückenmark und das Gehirn miteinander in Verbindung.

Durch die Wirbellöcher treten die Nervenbahnen vom Rückenmark aus. In einer geordneten Aufgliederung verzweigen sich vom Halsteil ausgehend acht Nervenpaare, vom Brustteil der Wirbelsäule zwölf Nervenpaare, vom Lendenabschnitt fünf

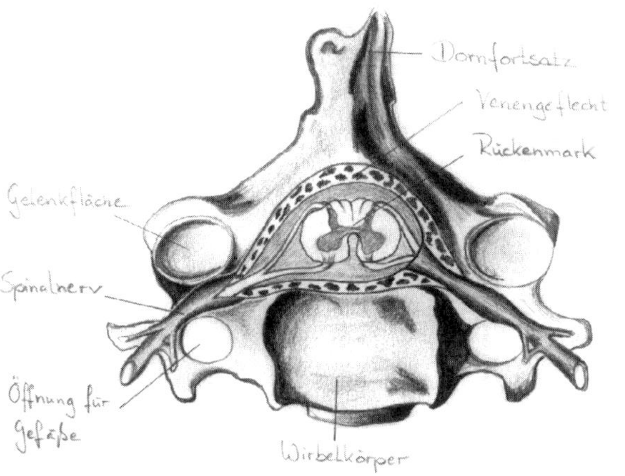

Nervenpaare, vom Kreuzbein fünf Nervenpaare und vom Steißbein ein Nervenpaar. Diese Nerven gliedern sich zur Peripherie hin in feiner werdende Verästelungen auf. Sie gleichen dem Bilde nach einem Baum, der mit seinen Ästen und Zweigen ein weites, buntes Gefüge bildet. Die Nervenbahnen werden als das periphere Nervensystem bezeichnet. Der größte Nerv ist der Ischiasnerv. Er tritt am fünften Lendenwirbel aus und führt an der Rückseite des Gesäßes und der Beine hinunter bis zu den Fersen der Füße. Bei Muskelverspannungen im unteren Rücken oder bei Wirbelverschiebungen kann dieser Nerv sehr leicht schmerzhafte Symptome äußern.

In einer Gesamtbetrachtung lassen sich zwei verschiedene Arten von Nerven unterscheiden. Es sind dies die sensiblen oder sensorischen Nerven und die motorischen Nerven. Die sensorischen Bahnen leiten die Eindrücke von der Umwelt zum Gehirn. Sie sind die Empfänger. Im Gegensatz zu diesen empfangenden Nerven ermöglichen die motorischen Nerven vor allem die unterschiedlichen Formen der Bewegung. Die Sprache und allgemein die Kommunikation ist durch die motorischen Nervenbahnen möglich.

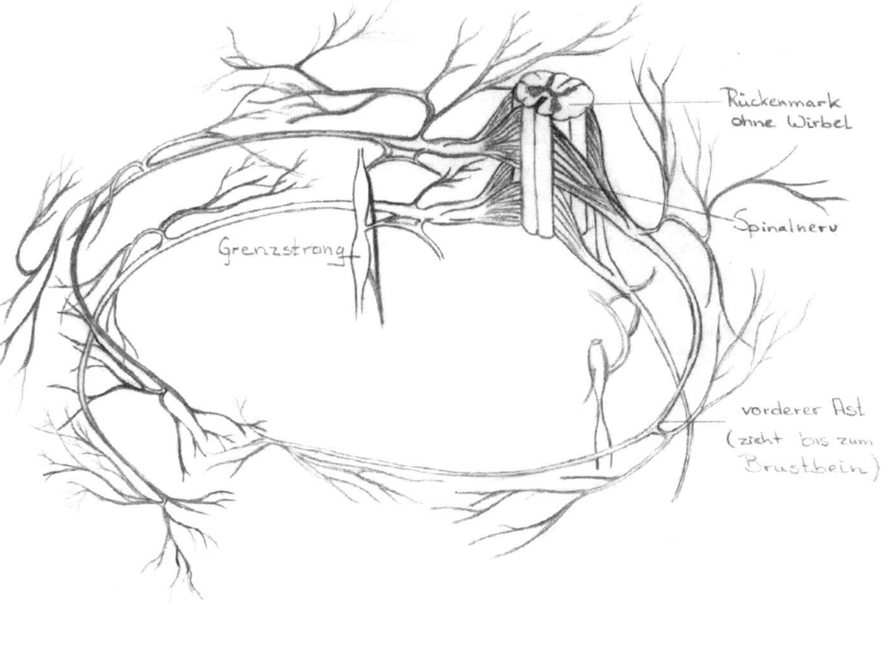

Der wichtigste Unterschied des Zentralnervensystems mit seinen Organen und Reizleitungsbahnen zum autonomen Nervensystem liegt darin, daß das erstgenannte System seine Bedeutung durch den Willen des Menschen, durch das Denken und bewußte Gestalten gewinnt. Das autonome System unterliegt nicht der willentlichen Beeinflussung. Es wird von anderen Gesetzen geleitet, die bestimmten Rhythmen unterworfen sind.

Die Nerven ermöglichen das Bewußtsein. In diesem Bewußtsein lebt die irdische Seele. So bilden die Nerven die Träger des Bewußtseins. Das Nervensystem wird ganz natürlich als etwas Sonnenhaftes gesehen, da das Bewußtsein wie eine innere Sonne leuchtet. Die Bezeichnung des Nervensystems als das eigentliche Sonnensystem ist sehr zutreffend. Die Nerven tragen die feinstofflichen Impulse des Bewußtseins, sind jedoch im grobstofflichen Körper angelegt. Das kosmische Leben benötigt einen physischen Träger. Jedes Organ und Organsystem hat eine geistige Bedeutung. Diese geistige, übergeordnete Bedeutung ist für all jene Menschen interessant, die sich auf weiterer Ebene mit den fundamentalen Fragen der Selbstverwirklichung und des religiösen Lebens beschäftigen. Denn immer sind es die Seelenkräfte des Denkens, Fühlens und des Willens, die nach einer Läuterung zur Reinheit durch sinnvolle Formung und Aktivierung trachten. Das Nervensystem ist das Sonnensystem im Körper, es kann direkt als das große Astralmeer der Gestirne bezeichnet werden. Die Sonne selbst ist die Quelle allen Lebens, des Lichts und der Wärme. Die Sonne ermöglicht das vitale Leben und spendet zugleich die Freude der Seele. Sie scheint mit ihrem Licht auf die Erde und dient damit ununterbrochen den Menschen, den Tieren und den Pflanzen. Das Licht der Sonne ist ein kosmisches Licht, die Wärme ist eine geistige Wärme, und ihre lebensspendende Energie ist eine außerirdische Kraftquelle. Das Nervensystem als Träger des Bewußtseins empfängt und verarbeitet die Strahlkräfte, die von der Sonne und den Planeten der Himmelssphäre ausgehen.

Die sensorischen Nerven

Betrachten wir nun die Funktionen der einzelnen Nervenbahnen. Beginnen wir dabei mit dem sensorischen Reizleitungssystem. Über diese Bahnen wird durch die Neuronen, die kleinen Zellen im Nervengewebe, der Reiz von der Peripherie zum Gehirn vermittelt. Tastet die Hand beispielsweise an der Tischkante entlang, so kann das Bewußtsein durch die Empfindung einen deutlichen Eindruck von der Beschaffenheit des Gegenstandes erhalten. Beobachtet das Auge die Heckenrose, die mit ihren dornigen Verzweigungen an der Hausmauer emporwächst, und nimmt die Nase den feinen Duft der rötlichen Blüte auf, so sind dies Bewußtseinseindrücke. Zwar wird man diese unter der Vielzahl der Eindrücke sehr schnell wieder vergessen, doch die Summe aller Eindrücke, die ein Mensch während des Lebens empfängt, bildet die Basis für sein irdisches Leben. Die Gabe zur Beobachtung und bewußter Wahrnehmung ist ein himmlisches Geschenk, das für die gesamte physische und psychische Entwicklung eine weitreichende Bedeutung einnimmt.

Wie sehr der heutige Mensch durch seine emotionalen Wesenszüge im Nervensystem geschwächt ist, verdeutlicht ein Blick auf das Wunsch- und Willensleben. Wünsche entspringen der Welt des Körpers, der Bindung und Abhängigkeit. Der Mensch sucht infolge seiner inneren seelischen Not nach ständiger Reizbefriedigung. Wenn er die Natur betrachtet, so bemerkt er nicht mehr das sensible Weben ihrer innewohnenden Weisheit, und er übersieht das herrliche Farbenspiel der bunten Wiesen und Wälder. Anstatt diese Eindrücke in das Bewußtsein eindringen zu lassen, dreht er am Sender des Radios und schaltet den Fernseher ein. Dies scheint die Armut der Seele zu vertuschen. Die immer stärkeren Reize, die sich der Mensch in unserer Zeit zur Befriedigung seiner Wünsche sucht, führen zu einer starken Desensibilisierung, durch die in Wirklichkeit das schöpferische Leben geschwächt wird.

Die Einwirkung von Reizen kann auf sehr unterschiedliche Art erfolgen. Im günstigen Fall führt ein äußerer Eindruck tief an die Seele heran, erweckt das Bewußtsein und trägt damit zu gesunder Sensibilität und Empfänglichkeit bei. Um diesen schöpferisch-produktiven Prozeß des Seelenlebens von den ertötenden, lähmenden Vorgängen der puren Lust und Begierdebefriedigung abzugrenzen, kann ein kleines Beispiel angeführt werden. Ein Bauersknecht mußte, um von seinem Zuhause zu seiner Arbeitsstelle auf dem Hof zu gelangen, immer eine längere Wegstrecke bewältigen. Morgens wie abends benötigte er für seinen Marsch jeweils eine volle Stunde. Diese Stunden waren ihm lange Zeit eine fürchterliche Mühsal. Er rauchte

Zigaretten und brummelte oftmals böse Schimpfworte vor sich hin, bis er den Zielpunkt erreicht hatte. Eines Tages erfuhr er, daß er krank sei und nicht mehr viel vom Leben zu erwarten habe. Arbeiten aber mußte er des Lohnes wegen dennoch. Durch das Wissen um die Krankheit und deren Unheilbarkeit wandelte sich sein Bewußtsein. Die Wegstrecke von seinem Zuhause zur Arbeit wurde ihm nun nicht mehr zur Plage, sondern zu einer Freude. Seit der Zeit, ab der er wußte, daß er vielleicht bald nicht mehr so gesund und leichten Schrittes marschieren können werde, sah er die Blumen am Wegesrand, er sah die Getreidefelder, wie sie sich mit ihrem gelben Goldschimmer im Winde wiegen, er sah die Bienen von Blüte zu Blüte fliegen und vernahm das Summen der Wespen und Hummeln. Er freute sich über den Tautropfen an den im Morgenlicht schimmernden Grashalmen und über die kleinen flinken Spinnentiere, die zwischen den Zweigen ihre feinen Fäden spannen.

Die sensorischen Nervenbahnen empfangen die Eindrücke der Umgebung. Wie herrlich können diese Nerven empfangend auf die Umgebung ausgerichtet werden. Bescheidenheit und Erkenntnis jedoch sind in der Seele notwendig, damit die Eindrücke, die das natürliche Leben in seiner so herrlichen Weisheit bietet, von tieferen Empfindungen begleitet sind. Der Sensibilisierungsprozeß kann sehr tiefe Dimensionen berühren. Der Mensch neigt allzu leicht dazu, nur die mächtigen Bäume im Leben wahrzunehmen, und vergißt damit die anmutige Gestalt der Farne, die in ihrer zartgegliederten Struktur unauffällig im Winde wiegen. Die Zartheit ist der erste Schritt zur Veredelung der seelischen Kräfte des Menschen. Sensibilität ist nicht als eine gesteigerte, überdrehte Reizempfindlichkeit zu verstehen, sondern als ein Bewußtseinsprozeß im Sinne von Innerlichkeit und Ruhe. Wie ein zartes, besticktes Kleid den Menschen zierlich und jung erscheinen läßt, so schenkt die verinnerlichte Wahrnehmung die wundersame Veredelung der Sinne und bewirkt eine gesunde Ausstrahlung. Der Mensch prägt über seine innere schöpferische Auseinandersetzung einen Sinn für Weisheit und Ästhetik aus. Diese Licht- und Erkenntniskräfte, die von der Sonne ausgehen und das Leben mit lieblicher Freude bereichern, sind die edlen Früchte vom kosmischen Baum des Nervensystems, den der Mensch für die Zeitspanne eines Erdendaseins geschenkt bekommen hat. Sensibilität ist das Zeichen einer Reifeentwicklung der Seele zu höherer Freude und Weisheit. Diese Entwicklung macht den Menschen im Gemüte ruhig, in der Ausstrahlung seiner Person lieblich, in den Worten, die er spricht, achtsam, in den Gesten vornehm und in seinen Augen lichtvoll.

Die motorischen Nerven

Eine der wichtigsten Aufgaben der motorischen Nerven ist die Steuerung der Bewegung. Aber auch Sprache und Mimik werden durch die motorischen Nerven gesteuert. Die Bewegungen, die Sprache und die Gesten eines Menschen sind angenehm, wenn sie eine unaufdringliche Leichtigkeit und damit eine bewußte Zurückhaltung ausdrücken. Diese anmutigen Formen der Bewegung können wir nun nicht auf direkte äußere Weise nachahmen, wir müssen sie auf ganz ehrliche Weise durch eine innere Reinigung des Charakters und Zügelung des überreizten Temperaments erlangen.

Das Wasser eines Gebirgsbaches ist nach einem gewaltigen Regenfall tobend und aufbrausend. Es kann mit unerbittlicher Gewalt Bäume und Erdreich mit sich reißen. Das Hochwasser von Flüssen und Bächen überschwemmt die Gärten und dringt in die Wohnhäuser ein. Solange es Gewalt hat, richtet es Schaden an. Ein Gebirgsbach aber, der in seinem ruhigen Lauf über die Steine plätschert und sich in Windungen bis in das Tal hinunterschlängelt, hat ein leises, beruhigendes Geräusch. Das Plätschern und auch noch das sanfte Brausen der Bäche und Flüsse begünstigt einen gesunden Schlaf. Wehe aber, wenn das Wasser über die normale Grenze hinaus steigt und zu Überschwemmungen führt. Es richtet großen Schaden an. Die Bewegungen, die der Mensch ohne ein Bewußtsein von der Ordnung der göttlich-geistigen Welt ausführt, sind wie das überschäumende Hochwasser. Er richtet, ohne es selbst zu bemerken, großen Schaden an.

In einer Asana werden die Glieder des Körpers still dem bewegungslosen Ruhen hingegeben. Die Achtsamkeit vor den höheren Welten, die sich in einer hingebungsvollen Haltung zum Atem ausdrückt, führt zu jenem edlen Ausdruck in der Stellung. Der Körper scheint bildhaft zurückzuweichen. Er ist in seiner Größe unaufdringlich. Er ruht in Bescheidenheit und Anerkennung des übersinnlichen Lichtwirkens.

Die Bewegungen eines Menschen, der religiös und damit verantwortungsbewußt dem Leben und seiner Umwelt gegenüber fühlt, sind natürlich, leicht und rhythmisch. Die Muskulatur ist weich, die Haltung zeigt einen entspannten und unaufdringlichen Charakter. Die Bewegung unterliegt erst ganz dem Willensleben, wenn sie in Achtsamkeit geschieht. Achtsamkeit vor allem Leben, vor der Materie, vor dem Boden der Erde, dem Pflanzen- und Tierreich und vor dem Selbst des Menschen bewirkt sehr viel Gutes. Diese edle Tugend ist ein Zündfunke, der in das durch persönlichen Stolz entfremdete Bewegungsleben wieder eine einfache, unkomplizierte Natürlichkeit bringt. Durch wahre Achtsamkeit lösen sich die nervösen Verspannungen und Verkrampfungen in der Muskulatur auf. Leichtigkeit, Anmut und Freude bereichern das natürlich gewordene Bewegungsleben.

Die Sprache unterliegt wie die Bewegung dem Willen des Menschen. Auf diesem Gebiet muß der geistig Suchende ebenfalls ein Bewußtsein ausprägen. Worte können direkt verletzen oder auf versteckte Weise großen Schaden anrichten. Zornige Worte sind wie ein Hagelschauer, der die Ernte niederschlägt. Müßiges, achtloses Gerede ist für die Seele belastend wie Alkohol für den Körper. Zu viele Worte machen dumpf und willensschwach. Nur die niederen Begierden werden durch achtloses Reden gefördert. Auch das so überaus gescheite Intellektualisieren oder Diskutieren ist ein Frevel vor Gott. Wer einen Sinn für die herrliche Wahrheit der ewigen Realität besitzt, der wird seine Worte mit natürlicher Aufmerksamkeit und Bescheidenheit an seine Mitmenschen richten. Bescheidenheit erwacht durch die weise Erkenntnis. Durch das Bewußtsein veredelt der Mensch sein Leben. Er veredelt und ordnet sein Nervensystem.

Die Ursache für die weitverbreitete Überempfindlichkeit im Nervensystem liegt nicht in der wirklichen Sensibilität, sondern in der mangelnden Wahrnehmung für die feineren Zusammenhänge und das natürliche Leben. Die Nerven sind bei vielen Menschen überreizt oder in ihrer Lebendigkeit geschwächt. Überreizung zeigt sich vor allem durch Unruhe, Schwäche, erhöhte Müdigkeit und Unzufriedenheit. Die Heilung dieser Tendenzen kann nicht ohne Religion im Herzen erfolgen. Aus dem großen Kreislauf des Begehrens, der durch das überladene Gefühls- und Gedankenleben gekennzeichnet ist, findet man durch die Achtsamkeit und Anerkennung einer höheren Wirklichkeit wieder heraus. Die Rückbesinnung zum göttlichen Ursprung führt auf natürliche Weise zu einer bescheidenen Lebensführung in einfacheren Verhältnissen.

Fassen wir das bisher Gesagte zusammen: Das Nervensystem ist das im Menschen eingegliederte Sonnensystem. Der Makrokosmos der Gestirne spiegelt sich mit seinen gesamten Strahlkräften im Mikrokosmos der Nervenbahnen wider. Durch die aus der Seele geborene Achtsamkeit, durch die wahrhaftige, selbständige religiöse Anerkennung und Verehrung, durch diszipliniertes Sprechen und Kommunizieren, durch Zuhören und aufmerksames Beobachten, durch stilles Nachdenken und ernsthaftes Gebet ordnet der Mensch seine Kräfte des Denkens, Fühlens und des Willens. Die Ordnung stärkt das Nervensystem unmittelbar. Damit steigt die Gesundheit in psychischer wie auch in physischer Hinsicht. Diese Aufgabe, das Nervensystem aus Verantwortungsgefühl im Sinne des religiösen Lebens zu ordnen, ist ein wichtiger Schritt auf dem Wege zur inneren Wahrheit, zum Realisieren des großen geistigen Geheimnisses.

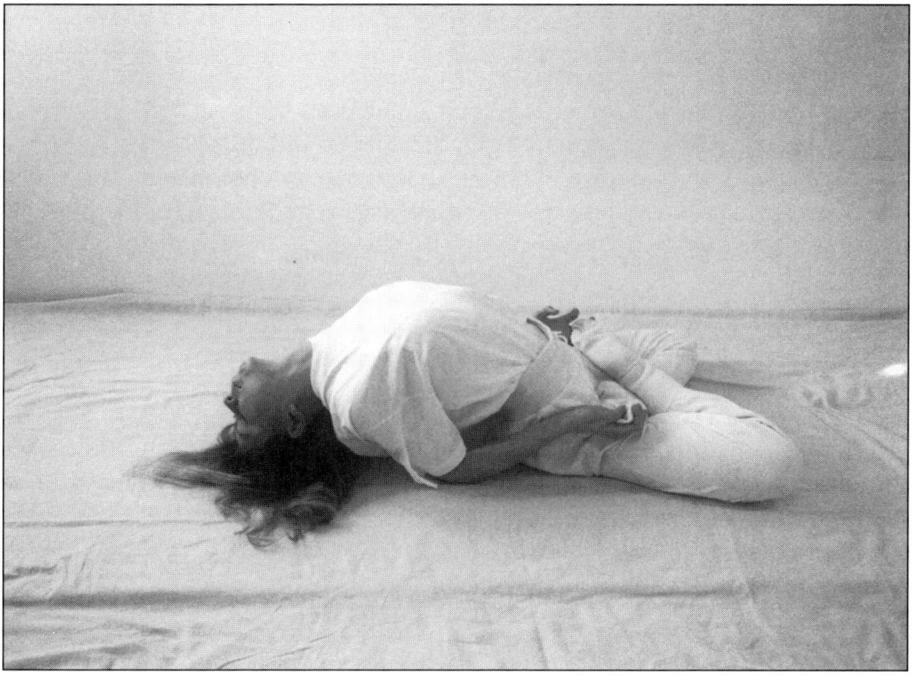

Damit natürliche Hingabe, Leichtigkeit und Zwangfreiheit in der Bewegung entstehen, die nicht von außen aufgesetzt oder angelernt sind, sondern aus der inneren Haltung des Menschen selbst hervorkommen, bedarf es einer tiefen Läuterung des ganzen Charakters.

Das autonome Nervensystem

Das Vegetativum oder autonome Nervensystem hat seine Zentren im Gehirn und teilweise im Rückenmark und Kreuzbeinbereich. In erster Linie unterscheiden sich die Nervenbahnen des Vegetativums vom Zerebrospinalen System durch die zusätzlichen Schaltstellen. Diese werden als Ganglien oder Nervengeflechte bezeichnet. Das in der Yogaliteratur gerne erwähnte Sonnengeflecht ist eines dieser Ganglien. Nahe der Halswirbelsäule, der Brustwirbelsäule, der Lendenwirbelsäule, des Kreuzbeins und des Steißbeins befindet sich eine Anzahl verschiedener vegetativer Knotengeflechte.

Das Vegetativum wird aus den Antagonisten Sympathikus und Parasympathikus gebildet. Überwiegt der Sympathikus mit seinen adrenergetischen, aktivierenden Stoffen (Adrenalin, Noradrenalin), werden Herzschlag und Atmung aktiviert. Die Muskulatur der kleinen Arterien zieht sich zusammen, damit steigt der Blutdruck. Drüsentätigkeit, Darmentleerung und Entwässerung werden jedoch durch die Stoffe des Sympathikus gehemmt. Sie sind dem regenerierenden und entspannenden Wirken des Parasympathikus unterstellt. Die cholinergischen Wirkungen der parasympathischen Nervengeflechte verlangsamen den Rhythmus des Herzschlags und der Atmung. Die glatte Muskulatur der Bronchien zieht sich unter dem Einfluß von Azetylcholin zusammen. Der Parasympathikus führt weiterhin zur Pupillenverengung im Gegensatz zum Sympathikus, der zur Erweiterung der Pupille beiträgt.

Die vegetativen Nerven steuern lebenswichtige Vorgänge in den Organen. Die Verdauung funktioniert harmonisch, wenn Sympathikus und Parasympathikus gleichmäßig zusammenwirken. Der wichtigste große Nerv parasympathischen Charakters ist der Vagusnerv. Seine Fasern bilden ein Geflecht für die Speiseröhre und weitere Geflechte für Herz, Lunge und Magen. Im Bauchraum bildet der Vagus verschiedene Geflechte, die die Tätigkeit der Organe und Eingeweide beeinflussen.

Das Vegetativum arbeitet autonom, das bedeutet, daß es nicht willentlich beeinflußbar ist. Als Yogaübender darf man sich selbst nicht um den Rhythmus des Herzens oder um die Vorgänge in der Verdauung kümmern. Denkt man dennoch zuviel an seine Verdauung, an seine Atmung oder an den Herzschlag, so wird man sich durch diese falsche Aufmerksamkeit keinen Gefallen tun. Rhythmusstörungen, Spannungen in der Atemmuskulatur und disharmonische Verdauung sind die Folgen dieses einseitig an den Leib gebundenen Denkens.

Allgemein bewirkt der Sympathikus Aktivierung, der Parasympathikus Regenerierung. Bei Krankheiten oder bei Unruhe und Anspannung sind die ausgleichenden Wirkungen der vegetativen Geflechte gestört. Die Entspannung ist nicht so leicht zu finden. Gerade die regenerierenden Wirkungen der parasympathischen Nervenfasern treten erst dann ein, wenn aus der Seele jener Selbstwerdeprozeß einsetzt, der durch die befreiende Erkenntnis des inneren Loslassens erwacht. Konflikte und Spannungen, die sich auf das Wohlbefinden schlagen, die zu hohem Blutdruck oder zu Verdauungsstörungen führen, bleiben solange bestehen, bis sich die Situation von selbst löst oder leise ein inneres Loslassen durch die Erfahrung der Reue entsteht. Die Erfahrung der Reue ist eine wichtige und heilsame Kraftquelle. Durch sie zerbricht die äußere Anspannung. Das fixierte Festhalten an Situationen verschwindet durch die Macht der Reue, so wie der Sternenhimmel mit dem ersten Tageslicht unsichtbar wird.

Das göttliche Leben ist das Wichtigste; es ist der immerwährende Trost für die Menschen. Da aber dieser Trost, der in der Gnade der kosmischen, ewigen Christusliebe wartet, nicht gesehen wird, klammert man sich stark an innere Eitelkeit und äußere Erfolgsmächte. Dadurch werden die vegetativen Nerven belastet. Durch die Erkenntnis des einen, immerwährenden Lebens in Christus entsteht die Reue, und diese führt zur befreienden Regeneration in allen Organen und Geweben des Körpers.

Ein wunderbares Beispiel für das Loslassen und seine weitreichende Bedeutung erzählt uns die Bergpredigt nach Matthäus. Im Textlaut heißt es:

"Ihr habt gehört, daß gesagt ist: Auge um Auge und Zahn um Zahn. Ich aber sage euch: Widersteht nicht dem Bösen, sondern wenn jemand dich auf deine rechte Backe schlagen wird, dem biete auch die andere dar, und dem, der mit dir vor Gericht gehen und dein Unterkleid nehmen will, dem laß auch den Mantel. Und wenn jemand dich zwingen wird, eine Meile zu gehen, mit dem geh zwei. Gib dem, der dich bittet, und weise den nicht ab, der von dir borgen will." (Matth. 5, 38 - 42)

Diese Stelle beschreibt auf wunderbare Weise das Loslassen von der äußeren Persönlichkeit mit ihrem rechthaberischen Charakter. Allzu leicht überliest man diesen wichtigen Satz: "Widersteht nicht dem Bösen." Solange der Mensch in der Schlinge von Gut und Böse gefangen ist, kann er nicht wirklich loslassen. Die tiefe, heilige Erfahrung der Reue, die ihn aus allen Abhängigkeiten der eigenen Bindung befreien würde, bleibt verwehrt.

Reue ist Vergebung aus dem innersten Selbst, bedingt durch göttliche Gnade. Das Gegenteil, der Kampf mit dem Leben und seinen Anforderungen in den verschiedenen Schicksalslagen, ist mit einer ausweglosen Gefangenschaft zu vergleichen. Ist ein Sieg errungen, rüstet sich ein neues, stärkeres Heer zum Kampf. Auf diese Weise wird die Seele müde und kann den Belastungen des Daseins mit der Zeit nicht mehr standhalten. Reue ist ein heiliger Lebensatem. Reue ist die Liebe zum Herrn. In der Liebe stirbt das Gute wie das Böse. Was bleibt, ist einzig und allein der Herr. Er ist es. Wie unsinnig ist es, gegen das Böse in der Welt anzukämpfen, wenn alle Eitelkeit, Lüge, Habsucht und Machtgier durch die Gnade und Liebe Christi bereits überwunden sind.

Die Pathologie des Nervensystems

Die Aufgabe des Nervensystems ist für den Körper sehr vielseitig. Ein funktionstüchtiges Nervensystem bewirkt Harmonie in der Psyche und damit ein Wohlbefinden im Körper. Alle Störungen, die das Nervensystem betreffen, wurzeln im einseitigen Fixiertsein des Menschen auf seine Person. Wenn man eine Kerze anzündet und mit ihrer Flamme weitere Kerzen zum Brennen bringt, so erhellen diese zunehmend den Raum. Behält man aber das Licht zurück, wird die Kerze bald abgebrannt sein und das Licht muß erlöschen. Ein gesundes Nervensystem schenkt Freude. Dieses Licht der Freude wird dem Menschen zuteil, wenn er seine Interessen auf die Bedürfnisse der Mitmenschen ausdehnt.

Harmlose, aber doch sehr lästige Störungen des Nervensystems sind die Vegetative Dystonie, allgemein die Nervosität und auch die Desensibilität mit erhöhter Müdigkeit und Reizunempfindlichkeit. Eine weitere Störung, die man normalerweise nicht dem Nervensystem zuordnet, ist die in unserer Zeit so bekannte Fettsucht. Alle diese lästigen pathologischen Disharmonien, die bei starker Ausprägung dem ganzen Leben eine belastende Schwere auferlegen, entstehen durch Passivität in Gedanken und Taten. Gerade jene Menschen, die ihre wertvolle Lebenszeit vertrödeln, werden allzu leicht in den Schlingen ihrer eigenen vegetativen Nerven gefangen. Die Heilung des Nervensystems auf diesen Stufen kommt durch rhythmisch geordnete Arbeit. Wer wirklich in ehrlichem Dienst für andere arbeitet, kann diese Störungen nicht bekommen.

Multiple Sklerose, Muskelschwund, Paralyse und Parkinsonsche Krankheit sind karmisch bedingte Krankheiten. Sie treten meist zu einem bestimmten Zeitpunkt im Leben auf. Jenen Menschen fehlt die innere Kraft des geistigen Selbstes. Sie können von den Mächten nicht frei werden, die das Nervensystem zersetzen. Alle diese Krankheiten führen langsam zur völligen Immobilität und auch zu einer psychischen Beeinträchtigung. Dem Menschen wird als erstes der Leib geraubt und schließlich auch das Bewußtsein verdunkelt. Ein vergangenes Leben fordert seine Rechenschaft in dem jetzigen Leben. Somit schafft sich ein Mensch, der an einer dieser unheilbaren Krankheiten leidet und an ihr sterben muß, ein neues Verhältnis für die Zukunft. Er reinigt sich, damit er in der Zukunft in die neue Gemeinschaft eines ethischen Lebens eintreten kann. Diese Krankheiten bezeichnen sehr schwere Schicksale.

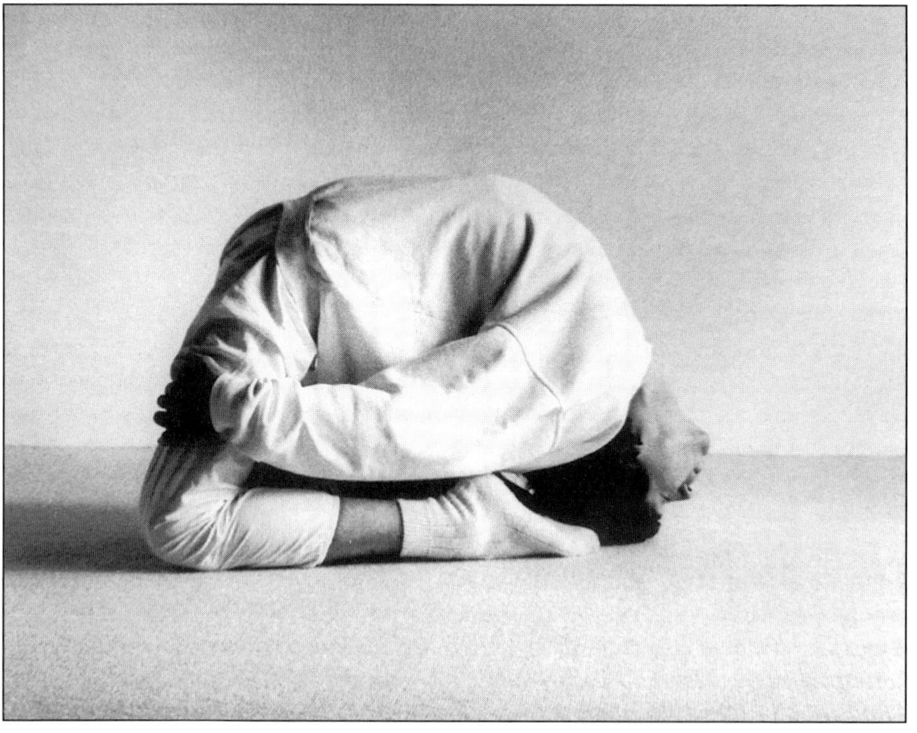

Die gereinigte Sonnenkraft offenbart sich im Ausdruck der gesamten Asana. Eine lebendige, aktive Teilnahme am Leben, ohne an den vergänglichen Werten von Erfolg, Besitz und Ansehen zu hängen, bewirkt die Anmut und Strahlkraft in der körperabhängigen Bewegung.

Das Sonnenhafte im Gegensatz zum Wesenhaften des Mondes

Allgemein bedeutet das Sonnenprinzip Vitalität, Freude und Handlungskraft. Die Sonne ist symbolisch für die lebensbejahende Seite des Daseins. Die Vitalität und die wärmende Begeisterung des Herzens steigen mit der Freude am Leben und an der Arbeit. Das Leben erfordert beständige Arbeit. Eine rhythmisch geordnete körperliche Arbeit bewirkt Ruhe und regeneriert das ganze Gewebe, belebt die Organe, läßt die Haut erstrahlen und schenkt auch der Wirbelsäule eine bessere Haltekraft. Mentale Arbeit, wenn sie in wirklich schöpferischer Auseinandersetzung stattfindet, führt zu Wachheit, Weitblick und damit zu Zuversicht und Wissen. Krankheiten können nicht durch die produktive Arbeit des Bewußtseins entstehen, sie haben vielmehr ihre Ursache in der Oberflächlichkeit, Trägheit des Leibes oder einem Mangel an Bewußtseinsaktivität. Man neigt heute dazu, mit Gefühlen zu denken, anstatt die Gedanken in eine sinnvolle Ordnung zu führen und aus dieser Ordnung heraus die Erkenntnis aus dem Seelenlicht zu formen.

Was heißt es nun, mit den Gefühlen zu denken? Was sind Gefühle? Wo liegt das wirkliche, klare Seelenlicht verborgen, das in seiner edelsten Form die Erkenntnis selbst darstellt? Die Gefühle sind jene verführende Macht, die durch ihren versteckten leidenschaftlichen Charakter das Bewußtsein trüben und so mit ihrer scheinbaren Lust und Freude eine tiefe Abhängigkeit und Trauer in das Leben hineinbringen. Der Ursprung der Gefühle liegt in der Mondensphäre.

In einer sehr frühen Entwicklungsstufe der Erde waren der Mond und die Erde noch miteinander verbunden. Erst mit dem Fortschreiten der Evolution trennten sie sich voneinander. Bei dieser Trennung blieben Wesenheiten auf der Erde zurück, die dem Monde und seiner geistigen Substantialität angehören. Seither lebt das satanische Prinzip auf der Erde. Die Mondwesen sind die Ursache der Verführung. Es ist der Teufel oder das sogenannte Böse. Dieses lebt im Gemüte des Menschen, im Inneren seines Leibes. Es ist Teil der Menschen geworden, da jeder Mensch Sehnsüchte, Wünsche, Hoffnungen und damit Begehren in seinem Herzen trägt. Eine Geschichte vom Erzengel Michael erzählt das Geschehen, wie dieses den satanischen Kräften entspringende Gemüt durch den "weiblichen Charakter" oder eben durch die Macht der an das Sinnenleben gebundenen Gefühle entstanden ist.

Als der Herr Adam erschaffen hatte, rief er seinen treuen Engel Michael zu sich und beauftragte ihn mit den Worten: “Gehe zur Erde hinunter. Dort wirst du in einem schönen Obstgarten Adam schlafend finden. Nimm ihm ganz sachte eine Rippe aus der Seite und bringe sie mir. Denn aus der Rippe soll dem Adam eine Gefährtin werden. Gib aber acht, daß Adam nicht aufwacht, während du bei ihm bist.” Der Erzengel Michael verneigte sich vor Gott dem Herrn und lief eilends hinunter zur Erde in den Garten, wo er Adam schlafend fand. Vorsichtig nahm Michael eine Rippe von Adam, ohne daß dieser es bemerkte. Er ging mit der Rippe in der Hand wieder hinauf in den Himmel. Als Michael in das Zimmer des Herrn trat, fand er ihn schlafend. So blieb der schüchterne Erzengel an der Türe stehen. Er wagte nicht, im Zimmer des Herrn zu warten.

Während nun Michael mit Adams Rippe vor der Türe stand, kam der Teufel die Treppe herauf. “Was hast du da in der Hand, Michael?” “Das ist die Rippe Adams.” “Oh”, sagte der Teufel, “gib sie mir einmal, damit ich sie genau betrachten kann.” Michael gab sie ihm ohne jegliche Bedenken. Der Teufel aber lief mit der Rippe eiligen Schrittes davon und brachte sich in Sicherheit. Michael war überrascht und lief, so schnell er konnte, hinter ihm her. Nach langer Verfolgungsjagd verkroch sich der Teufel schließlich in einer engen Höhle. Michael konnte ihn nur noch am Schwanz festhalten. Der Teufel versuchte sich loszureißen, und Michael zerrte so stark an seinem Schwanz, daß er ihn ihm ausriß. Michael, der gute junge Engel war traurig, daß er ohne die Rippe zu seinem Herrn zurückkehren mußte. “Was werde ich nun meinem Herrn sagen”, klagte der Engel auf seinem Heimweg. Gott aber schlief noch, als Michael mit des Teufels Schwanz zu ihm hintrat. “Ich muß ihn wecken”, flüsterte der Engel bei sich selbst, “und mag er mich schimpfen mit den schlimmsten Worten”. Und Michael rief: “Herr, Herr, da bin ich.” Mit geschlossenen Augen entgegnete ihm der liebe Gott: “Laß mich schlafen, und tue mit dem, was du da in der Hand hältst, das, wozu ich dich beauftragt habe.” So wurde aus dem Teufelsschwanz Eva, die erste Frau auf der Erde. (in freier Nacherzählung)

Reinheit bedeutet Freiheit von allem Wesenhaften, Unberührtsein von den Scheinwelten der Gefühle. Die Pflanze ist rein, da sie ohne Begierde ist. Sie hat auch keine Gefühle. Da sie diese Begierdenmächte in ihrer Gestalt nicht aufgenommen hat, ist sie von der Sünde befreit. Unberührt ist ihr zartes Leben.

Am frühen Morgen, noch bevor die Sonne aufgeht, kann der Mensch am schönsten die unberührte, reine Ausstrahlung der Natur empfinden. Der zarte Morgentau an den Gräsern schimmert im Glanze des Lichtäthers. Die Elementargeistigkeit beginnt am frühen Morgen auf feinste Weise zu atmen. Am Morgen ist der Mensch in seiner Seelenkondition nicht so stark den Gefühlen ausgeliefert wie beispielsweise am Abend. Je später der Abend einer geselligen Runde wird, desto mehr Wesenskräfte treiben ihr Unwesen. Der Mensch sollte deshalb vor Mitternacht schlafen. Denn wenn er immer zu dieser Zeit wacht, neigt er allzu leicht dazu, den Gefühlen zu verfallen, die die versteckte Anlage der Begierde in sich tragen. Das gesellige, lange Beisammensein am Abend führt zu Dumpfheit in der Seele, es verstärkt das sinnliche Verlangen des Menschen.

Die Mondenkräfte rufen im allgemeinen Ängste, Reizbarkeit, Unruhe und viele psychische und physische Krankheiten hervor. Sie ergreifen den Menschen, wenn er in seiner Bewußtseinskraft geschwächt ist. Diese Wesensmächte des Mondes sind der Klarheit der Seele, der Vernunft und der Erkenntnis entgegengesetzt. Eine klare Entscheidung, die nicht durch Ärger und Angst beeinträchtigt wird, hilft in belastenden Situationen allen Beteiligten. Ruhe, Verantwortung und Vernunft übertönen die Wesensmächte der Gefühle, die ihre Opfer nur in schwachen Menschen finden... Denkt man ernsthaft über diese Zusammenhänge nach, so wird man die Unsinnigkeit der Gefühle bald besser erkennen.

Die Gefühle können sich auf sehr unterschiedliche Weise tarnen. Auf dem Wege der Meditation lauern sie mit mannigfaltigen, bunten Verkleidungen. Wenn ein Meditierender in seiner aufrechten Haltung sitzt und sich ruhig auf einen Gedankeninhalt besinnt, so wird er verstärkt mit den Gefühlskräften konfrontiert. Die Mondenkräfte möchten ihm ein bestimmtes Erfolgserlebnis vorgaukeln. So treiben sie ihre Scherze mit dem Meditierenden. Sie lassen ihn Lichter sehen und locken ihn in verschiedene Erfahrungen einer verstärkt subjektiven Wahrnehmung. So spürt der Meditierende bestimmte Schwingungen in seiner Leiblichkeit. Er bemerkt ein Strömen von Energie. Oder er wird von diesen Kräften so stark ergriffen, daß er aus dem Sitz geschleudert wird. Erkennt er aber rechtzeitig diese verführenden Mächte, die sich mit bestimmten, oftmals sehr subtilen Körpergefühlen ausbreiten, so öffnet sich durch diese Erkenntnis das wahre Tor der Seele. Erkenntnis ist das Licht der Seele, das völlig vom Körper losgelöst ist. In dieser Erkenntnis liegt die heitere, lichte Freude und weite Zuversicht, und der Weg zur geistigen Entwicklung ist gebahnt.

Um die eigenen Gefühle sollten wir uns möglichst nicht zuviel kümmern. Lassen wir sie in Ruhe, so lassen sie uns auch bald in Frieden. Glaube und Nächstenliebe, die Fundamente der Seele, können wir nicht in den Ausstrahlungen und Lockungen des

Temperaments entdecken, noch indem wir ein Räucherstäbchen anzünden oder ein Bild oder eine Statue in Schwärmerei verehren. Eine natürliche, vernünftige Haltung im Äußeren, wie im Inneren, die von einer glaubenden Liebe, Achtsamkeit und Umsicht getragen ist und dem treuen Herzen der Besinnung, der Güte, des Mitfühlens und der Toleranz entspringt, schenkt uns einen höheren Aktionsradius in allen Taten. Die geistigen inspirativen Schriften sind frohe Botschaften. Sie ermahnen zu Wachsamkeit. Diese Wachsamkeit ist nichts anderes als das klare Erkenntnislicht in Reinheit des Herzens, das dem Tag entspricht und das das Dunkel der Gefühle, die Nacht sind, meidet. Durch eine klare Auseinandersetzung mit den heiligen Schriften, durch Pflichterfüllung, aufrichtiges Besinnen und den Mut zur Selbstbeherrschung verschwinden die Mondenkräfte. Die Reinheit ist das Juwel der geistigen Welt.

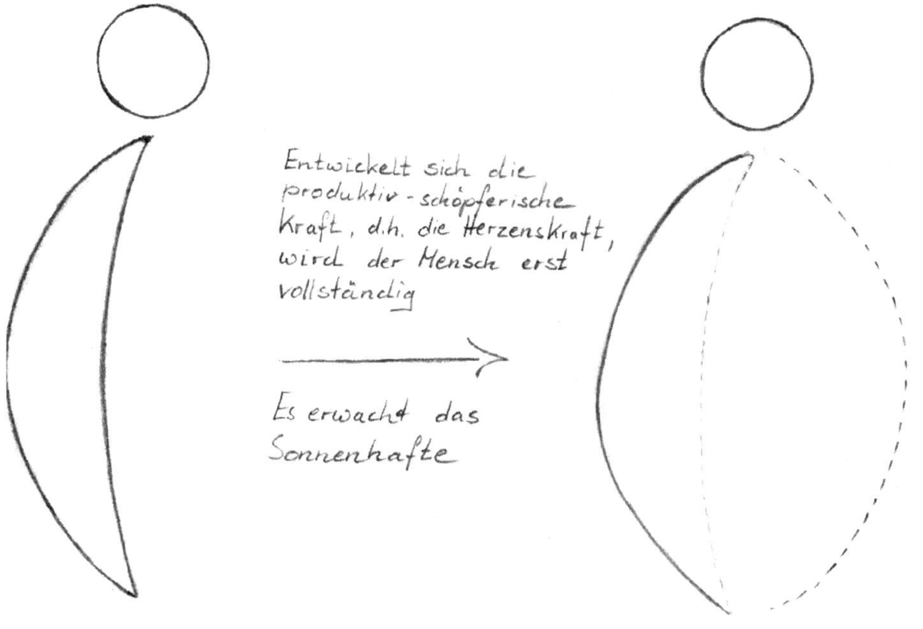

Das Atemsystem

Der kosmische Atem

Der Atem in seinem geistigen Sinn ist der höchste Herr. In einer der Welt unbekannten Weite und Höhe, in einer außerirdischen Dimension, fern und zugleich nah, lebt der kosmische Herr des Atems. Er leitet den Menschen wie ein Marionettenspieler seine Puppen führt und leitet. Die Kräfte in der sichtbaren Welt sind alle in ihrer Summe von diesem Herrn abhängig, der sich mit seinem edlen seidenen Gewand in einer den Augen verborgenen Welt aufhält.

Atem ist Atma und Atma ist Brahman. Brahman ist das Absolute, das Ewige, Namenlose, die Wirklichkeit, das rein Geistige. Diese zeitlose und räumlich unbegrenzte Wirklichkeit ist für die Sinnenwelt hinter einem verschlossenen Tor. Der Schlüssel, der dieses Tor zu öffnen vermag, lebt in Jesus Christus, in der kosmischen Liebe, die einstmals auf die Erde kam und sich mit dieser verbunden hat.

Für die heutige Zeit ist es sehr schwer geworden, eine reale Anschauung über die tatsächliche Bedeutung des Atems zu gewinnen. Die einseitigen Gedankenebenen, die dem gegenwärtigen Bewußtsein entsprechen, schließen aus dem Atem den kosmisch-geistigen Aspekt aus. Doch gerade dieser hohe Aspekt würde für den Menschen die Kräfte zur Verwandlung seiner Seele bringen. Nicht der Atem kann die Seele aus ihrem dämmerhaften Schlaf erwecken, sondern die Erkenntnis zum Atem, der ein hoher Herr ist, bringt das Licht und die Freude eines beginnenden kosmischen Bewußtseins. Um diese Erkenntnis zu finden, darf der Yogaschüler nicht wie wild Atemübungen praktizieren, sondern er muß sich erst mit den kosmischen Wahrheiten vertraut machen. Durch die ausdauernde Beschäftigung mit den heiligen Schriften, durch ernsthaftes Gebet, durch Meditation zum Herrn und eine aufrichtige Geisteshaltung erwacht der Funke zu einem ganz neuen Verstehen und reinen Fühlen. Er verbrennt das Wesenhafte der Gefühle und Gedanken, da der Schüler zu verstehen beginnt, daß die physisch sichtbare Welt nur ein äußerer Abdruck der tieferen geistigen Realität ist. Die Meditation in Wahrheit und klarer Besinnung auf den Herrn bringt das Selbst im Geiste des Lebens als die bestehende Wirklichkeit und Offenbarung hervor. Im Atem, wie er im Körperlichen veranlagt ist, muß tatsächlich die jenseitige Kraft der kosmischen Liebe Christi geboren werden, damit sie den physischen Atem mit Wahrheit, Kraft und Freude erfüllt. Aus der spirituellen Mitte, in Hingabe zum Herrn, mit Reinheit zu seinem Antlitz emporblickend, kommt der verjüngende Funke im Atem zum Erwachen. Der Atem verwandelt sich in seiner Intensität und in seinem Rhythmus, denn er wird durch das Geistesleben, das aus der Quelle des Lebensgeistes hervorspringt, gänzlich erneuert.

Das Atemsystem ist im geistigen Sinne das Ernährungssystem für den gesamten grobstofflichen und feinstofflichen Leib. Der einfache Vergleich soll zu einem übergeordneten Verstehen der Atmung beitragen. Wir alle wissen, daß naturbelassene Nahrung gesund ist und synthetische Nahrung in der Regel krankmachende Tendenzen anzieht. Das gleiche gilt in übertragener Hinsicht für den Atem. Die Lungen können einen gesunden Atem erhalten oder einem krankmachenden Atem ausgesetzt sein. Mit Gesundheit oder Krankheit im Atem sei aber nicht die Frische der Luft gemeint, sondern es ist damit im wesentlichen das Verhältnis angesprochen, das der Mensch zur Atmung hat. Obwohl sich die gute Landluft günstig auf die Vitalität auswirkt und die schlechte Luft in Städten sich krankmachend bemerkbar macht, darf diese äußere Tatsache dennoch nicht überbewertet werden. Die Krankheit kommt nicht primär vom Schicksal außerhalb der eigenen Seele, sondern entsteht aus der inneren Gespaltenheit der Seele zu den Gesetzen des Kosmos.

Der gesunde Atem ist der kosmische Atem. Er fließt im freien, unberührten Rhythmus, strömt in das Innere bis hinein in die Zellen und verläßt den Körper mit Entspannung und Ruhe. Ständig fließt dieser Atem wie ein Fluß, der über die Ebenen gleitet und schließlich ins Meer einmündet. Das Wasser kommt aus der Quelle und strömt schließlich wieder in den großen Ozean ein. Dort verdunstet es, fällt als Regen wieder auf die Erde hernieder, versickert im Boden und entspringt erneut dem Erdreich. Durch das intellektuelle Denken schuf sich die Menschheit die Illusion der Trennung. Das unendliche Leben des immerwährenden Geistes, das Himmel und Erde gleichermaßen einschließt, ist wie der Atem, der keinen Anfang und kein Ende hat. Der Mensch kann sich dem Rhythmus fügen, er kann ihn anerkennen und durch die Liebe des Herrn, der im Allerinnersten immer gegenwärtig ist, als kosmischen Rhythmus annehmen. Rhythmus ist immer etwas weitaus Höheres, etwas Gegebenes. Er ist eine kosmische Quelle. So ist der Atem eine kosmische Kraft. Er führt den Menschen.

Jener Mensch aber, der den Atem selbst führt, ernährt sich durch die Luft beständig auf krankmachende Weise. Er ist ein Dieb im Leben, er nimmt die Früchte von einem verbotenen Baum. Diese Früchte können noch so reif aussehen und wohlschmeckend sein, das gestohlene Gut bringt Sünde, und damit ist der Seele die Krankheit auferlegt. Den Atem hat der Mensch erhalten, und diesen Atem kann er dankbar annehmen. Der Unterschied zwischen Annehmen und Besitzen ist groß.

Dies soll ein kleines Beispiel verdeutlichen. Wenn ein Hausherr Gäste einlädt, so erwartet er, daß sich die Gäste entsprechend den Regeln in seinem Hause verhalten. Sie können sich in seinem Heim ganz zuhause fühlen, jedoch dürfen sie die Gegenstände des Hauses nicht verunreinigen oder gar zerbrechen. Tun sie dies jedoch, so benehmen sie sich nicht mehr als Gäste, sondern sie zeigen ein Verhalten, als gehöre das Haus ihnen selbst. Der Hausherr wird ärgerlich werden und die Gäste hinausweisen.

Wenn man den Atem nicht als ein Geschenk annimmt, sondern ihn wie ein Eigentum betrachtet, wird man von Gott zurückgewiesen. Diese Zurückweisung aber bemerken die meisten Menschen in ihrer Unaufmerksamkeit gar nicht. So wird der Atem auf unbewußte Weise festgehalten. Dies erzeugt erhöhte Spannung in der Muskulatur und führt zu Verhärtungen im Seelenleben. Die einzelnen Glieder und der Rücken werden entweder steifer oder verlieren ihre natürliche Spannkraft.

Achtsamkeit ist die edle Haltung der Seele. Sie zerstört die illusionäre Bindung an den Atem. Durch Achtsamkeit wird der Atem frei und gelöst. Ein angenehmes, entspanntes Fühlen und ruhiges, geordnetes Denken werden im Bewußtsein möglich. Obwohl der Unterschied zwischen gebundener und freier Atmung subtiler Art ist, bleibt die Auswirkung auf der Seelenebene doch wegweisend. Das Leben fällt entweder in Stolz und Bindungen oder gewinnt jugendliche Anmut und Leichtigkeit.

Das Atemsystem in seiner Funktion

Das zentrale Organ des Atemsystems ist die Lunge. Sie besteht aus zwei getrennten Lungenflügeln, die die seitlichen Hälften des Brustraumes ausfüllen. Die Lunge ragt mit ihrer Spitze über die Schlüsselbeine empor. Die Medialseite der Lungen liegt dem Herzbeutel und den großen Gefäßen an. Die Basis der Lunge liegt auf dem Zwerchfell, der großen Muskel-Sehnenplatte, die den Brustraum vom Bauchraum abgrenzt. Insgesamt wird der linke Lungenflügel in zwei Lappen, der rechte in drei Lappen unterteilt. Zwischen den beiden Lungenflügeln befindet sich das Herz, das seine Form als Einbuchtungen an den Innenflächen abzeichnet - links stärker als rechts.

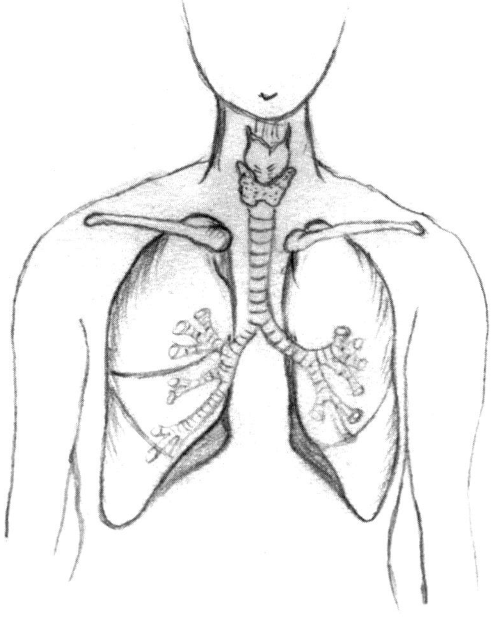

Die Lunge ist von der Pleura, den feinen Häuten des Brustfells, umgeben. Sie besteht aus zwei Schichten: Die innere Schicht, das Lungenfell, liegt der Lunge auf, die äußere kleidet als Rippenfell die Innenseite des Brustkorbes aus. Zwischen den beiden Schichten befindet sich etwas Flüssigkeit, so daß die Pleurablätter gegeneinander verschiebbar sind. Aufgrund des herrschenden Unterdrucks können sie bei der Atembewegung aber nicht voneinander abgetrennt werden (Bsp.: Zwei aufeinanderliegende Glasflächen - dazwischen ein Tropfen Wasser). Flacht sich durch den Impuls des Einatmens das Zwerchfell ab, muß die Lunge, sich ausdehnend, folgen, da die Pleurablätter nur ein Gleiten gegeneinander erlauben. Durch die Ausdehnung der Lunge entsteht in ihrem Inneren ein Sog, Atemluft kann in die Lunge einströmen.

Die eigentlichen Funktionseinheiten der Lunge sind die Alveolen oder Lungenbläschen. Sie sind in ihrem Durchmesser sehr klein. Zu diesen Alveolen reicht das Gefäßnetz des Herzens, das das Blut herbeiführt und den von den Bronchien und Bronchiolen kommenden Sauerstoff aufnimmt. Der Sauerstoff wird auf dem Blutweg über das linke Herz in die Arterien und schließlich in die Kapillargebiete gebracht. Wiederum auf dem Blutweg gelangt die Kohlensäure als Endprodukt der Atmung über das rechte Herz zurück in die Lungenalveolen und wird dann über die Bronchien ausgeatmet.

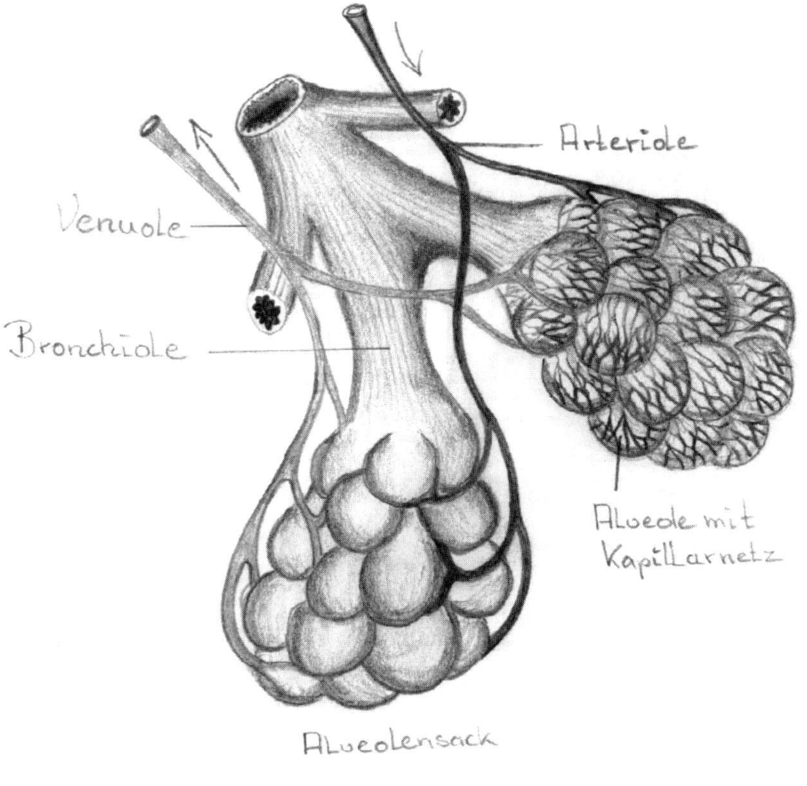

Die Bronchien sind wie ein großer Baum, der vielfach in den Lungen verzweigt ist. Die kleinsten Zweige dieses Bronchialbaumes sind die Bronchiolen, die größten Äste sind die beiden Stammbronchien, und der Stamm selbst ist die Luftröhre. Zugehörig zum Atemapparat ist der Kehlkopf und die Nase mit den Nebenhöhlen.

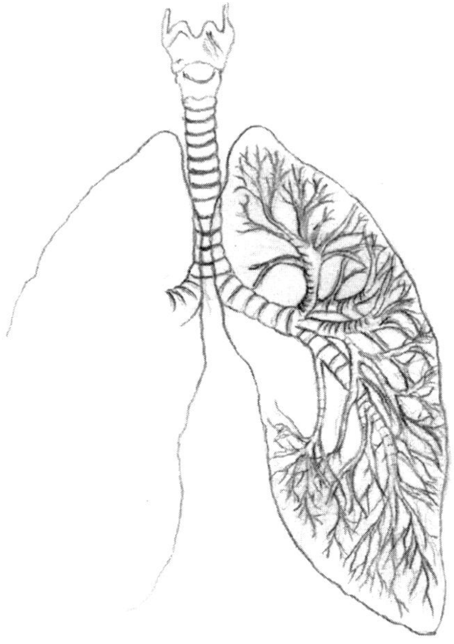

Sinkt der Sauerstoffgehalt im Blut und im Gewebe ab, so melden die feinen Nervenäste des Vagus dies dem Atemzentrum im verlängerten Mark, und die Reaktion ist der unwillkürliche Drang zu mehr Atemluft. Normalerweise atmet ein Erwachsener sechzehn- bis achtzehnmal in der Minute. Mit einem einfachen Atemzug werden im Durchschnitt 500 ml Luft eingeatmet. Insgesamt aber ist es dem Menschen möglich, mit einem wohlgesteuerten Atemzug drei bis vier Liter Luft in sich aufzunehmen.

Die Atemmuskulatur umfaßt das Zwerchfell und die Zwischenrippenmuskulatur am Brustkorb. Mit jedem Atemzug gleitet das Zwerchfell in die Tiefe, die Taille füllt sich, die Seitenpartien und das Brustbein heben sich geringfügig an. Mit der Ausatmung sinkt der Brustkorb wieder leicht nach unten, und der Bauch neigt sich nach innen. Die Atmung erfolgt Tag und Nacht in rhythmischer Anpassung. Wenn der Mensch nicht gerade durch das Bewußtsein den Atem anhält, so erfolgt diese Bewegung ohne Unterbrechung.

Der Atem und das Seelenleben

Das Leben der Seele steht mit der Bewegung des Atems und mit der Atemmuskulatur in Verbindung. Die Einatmung, die ein Öffnen beschreibt, symbolisiert die große Welt der Sympathie. Sie umschließt das weite Meer aller Eigenschaften des Erkraftens und Wachsens. Freude, Begeisterung, Aktivitätsdrang, Wachheit, Vitalität, Frische, Offenheit für die Welt und die Mitmenschen stehen unter diesem Zeichen. Die Ausatmung dagegen beschreibt das große Gefüge der Zurückgezogenheit. Sie ist die Antipathie der Seele. Nüchternheit, Ängste, Unlust zur Arbeit, Kummer, Sorgen, Stille und Isolation sind wesentliche Merkmale davon, daß die Kräfte der Ausatmung überwiegen. Sie bilden das Gegenteil von Begeisterung und Aktivität. Ihr Ursignal führt in die tiefe Welt des Leibes, zu Passivität und negativen Gefühlen.

Diese Zusammenhänge des Atems mit dem menschlichen Gemütsleben können sehr deutlich beobachtet werden. Nun müssen wir aber den Blick noch tiefer auf die innersten, unsichtbaren Geheimnisse der seelisch-geistigen Gesetze und Wahrheiten richten. Die Einatmung wie auch die Ausatmung tragen die Fülle der ganzen Schöpfung in sich. Sympathie und Antipathie, Anziehung und Abstoßung sind die beiden großen Kräfteströme, die das Leben bewegen. Auf einer Stufe, die frei vom Körper und damit vom materiellen Prinzip ist, liegt das tiefere Geheimnis der Atembewegung.

Die Einatmung bedeutet, das Leben in der Weite entgegenzunehmen. Das Anhalten des Atems ist die Stärke, dem Leben mit Liebe, Kraft, Ausdauer und Gleichmut entgegenzutreten. Die Ausatmung ist die Entspannung, das Zurückweichen von der verführenden Welt der Begierde. Diese Wahrheit existiert im Innersten, im heiligen Gebäude der seligen Liebe. Dieses Gebäude ist aber nicht der physische Leib. Es ist der zarte Tempel, der im inneren glasklaren Raum des Lichtes lebt. Das Glitzern ist erfüllt von heiliger Liebe, von Ananda, der Glückseligkeit des ewigen Geistes.

Solange der Suchende im physischen Atem die Sympathie der Seele sucht und für sich im Leben ein immerwährendes Glück ersehnt, wird er das geistige Leben des Lichtes nicht erschauen und damit auch nicht aufnehmen können. Er muß nach der Einatmung wieder ausatmen. Das Glück muß er wieder loslassen. Die neue Freude, die unvergeßlich schön und erfüllend durch sich selbst ist, leuchtet über das physische und psychische Dasein hinaus in einen Weltenraum, der zeitlos ist. Nimmt er es durch die Kraft des Geistes an, die im Herzen der Liebe wohnt, so gewinnt er das Recht der Freiheit, und er erblüht durch Gnade, unberührt von Freude und Leid. Dies ist der Lichtprozeß, der in einen freien, kosmischen Atem führt. Der Ansatz des Übens beginnt nicht im Körper mit Atemübungen, sondern in der Seele und findet aus dieser innersten Aktivität seinen Ausdruck im Körper.

Grundsätzlich sollte die Atmung nicht mit einer besonderen Technik geschult werden. Die Pranayama-Übungen, die Atemübungen des Yoga, sind, wenn sie nicht übertrieben ausgeführt werden, wertvolle Bewußtseinsübungen und fördern die Stärke im gesamten Atemapparat. Sie bewirken auch eine Steigerung der Konzentration. Sie sollen aber nicht übertrieben, sondern mit Zurückhaltung praktiziert werden. Denn der Atemfluß ist bei einem Menschen natürlich gesteuert. Besitzt der Mensch Dankbarkeit zum Leben, so wird er auf natürliche Weise tief atmen und entspannt sein. Fehlt aber, wie es bei vielen Menschen in unserer Zeit der Fall ist, die natürliche Dankbarkeit und damit die Freude zum Leben, so kann man diese auch nicht eratmen. Man kann sich nicht einmal die Gesundheit eratmen. Alles Leben und Geschehen liegt in letzter Konsequenz in Gottes Hand. Die ersten Erkenntnisse beginnen deshalb immer mit den hohen geistigen Erfahrungen der Achtsamkeit, daß das gesamte Leben aus Gott geboren ist, und daß der Mensch aus sich selbst keine wirkliche Freiheit im Willen hat. Dadurch wird der Atem edel und das Gemüt frei.
In den Yogaasanas gilt das Prinzip des freien Atmens. Bei jeder Bewegung und auch bei den statischen Ruhephasen läßt man den Atemfluß völlig frei zu. Eine anstrengende Bewegung beschleunigt die Atmung und eine ruhige Bewegung verlangsamt den gesamten Strom. Durch diese freie Atmung entwickelt sich eine tiefere sensitive Wahrnehmung gegenüber dem Körper und den Funktionen, die sich in diesem ereignen. Das Denken aber bleibt in einer feinen Beobachtung auf gelöste Art und Weise distanziert vom eigenen Subjekt. Es bleibt damit ein Zeuge, der den Tatbestand aus unabhängiger, neutraler Sicht beobachtet. Die freie Atmung fördert mit diesen Grundlagen das freiere und objektive Denken oder wenigstens ermöglicht es dieses. Dieser freien Atmung sollte bei allen Übungen der größere Raum gewährt werden. Pranayamaübungen, die immer eine willentliche Führung des Atems fördern, eignen sich aus diesem Grunde, eben weil sie das Denken an den leiblichen Körper fixieren, zu einer ästhetischen und aus der Seele inspirierten Übungspraxis nicht. Das reine Seelenleben der innersten Wesens- und Seinsnatur des Menschen bleibt unberührt und unabhängig vom physischen Ein- und Ausatmen.

Das Zirkulationssystem

Die Bedeutung von Rhythmus

Zum Kreislaufsystem gehören die Arterien, Arteriolen, Kapillaren, Venolen, Venen und das Herz. Die Blutgefäße, die den vielschichtigen Organismus durchweben, sind wie ein Thermostat in einem Hause. Im Sommer, wenn es warm ist, wird die Wärmeleistung reduziert, im Winter dagegen wird sie erhöht. Die Arterien sind von glatter Muskulatur umgeben, die einer autonomen Steuerung unterliegt. Wird das Denken angespannt, zieht sich die Muskulatur zusammen und damit verengen sich die Blutgefäße. Entspannt man sich dagegen in seinem Denken, wird die gesamte glatte Muskulatur um die Arterien gelöster. Das Blut zirkuliert dann leichter bis zur Peripherie und durchwärmt so die Gliedmaßen. Das Weiterwerden oder Verengen der Arterien und Arteriolen reguliert den Blutdruck. Bei körperlicher Anstrengung steigt der Blutdruck durch die Verengung der Arterien. Die Muskulatur der Arterien zieht sich zusammen. Der Blutdruck wird durch das Komprimieren der Armschlagader mittels einer Manschette gemessen. Der obere Wert des Blutdruckes ist der Druck im Kreislaufsystem, wenn das Blut aktiv durch die Arterien hinausströmt. Der untere Wert ist der Druck im arteriellen System, wenn das Blut bereits durch die Venen zurückfließt. Der normale Blutdruckwert wird mit etwa 120 zu 80 angegeben. Mit zunehmendem Alter darf der Blutdruck etwas ansteigen. Systolische Werte über 150 und diastolische Werte über 100 sind immer als Bluthochdruck anzusehen.

Wie das Öffnen der Fenster und Türen eines Hauses im wesentlichen die Temperatur der Räume im Inneren bestimmt, sind es die weitgestellten oder verengten Arterien, die das Fließen und harmonische Zirkulieren im Kreislauf bestimmen. Das Herz bildet den Mittelpunkt des Zirkulationslebens. Seine Gesundheit hängt von der Harmonie der Rhythmen ab, die am peripheren Gefäßsystem wirken. Das ganze Kreislaufleben arbeitet nach Rhythmus. Der normale Puls eines Erwachsenen in Ruhelage liegt bei 60 bis 80 Schlägen in der Minute. Bei körperlicher Anstrengung oder bei mentaler Aufregung steigt die Pulsfrequenz nach oben hin an. Sie kann bei starken Anforderungen bis zu 180 betragen. Das Herz gleicht sich den äußeren Bedingungen an, die an den Blutgefäßen wirken. Wie der Thermostat auf die äußere Temperatur reagiert, gleicht das Herz mit erhöhter oder verlangsamter Frequenz die Bedingungen aus. Rhythmusstörungen sind disharmonische Abweichungen von der normalen, natürlichen Frequenz. Sie können zu Tachykardie (Beschleunigung) oder Bradykardie (Verlangsamung) führen. Beide Abweichungen führen über längere Zeit zu differenzierten Schädigungen oder Organveränderungen. Bei ständiger

Überbelastung des Herzens durch Pulssteigerung und Bluthochdruck wird der Herzmuskel ausgedehnt. Er dilatiert, er weitet sich. Bei unzureichender körperlicher Bewegung und auch bei zu geringer seelischer Aktivität entsteht die Gefahr der Arterienverhärtung. Arteriosklerose und Herzinfarkt (Verengung der Herzkranzgefäße) sind schwere Krankheitsbilder in unserer Zeit.

Rhythmus ist eine höhere Weltenkraft, eine phänomenale, herrschende Dimension, die in sich selbst Größe und Macht vereint. Grundsätzlich gibt es keinen kranken Rhythmus, ebensowenig wie ein krankes Herz. Der Mensch schafft sich durch seine Verhaltensweisen die einzelnen Krankheiten und Störungen selbst. Um das pathologische Geschehen am Kreislauf in seiner fundamentalen Bedeutung zu verstehen, müssen wir uns die Mühe auferlegen, das Wort Rhythmus zu untersuchen. Die Atmung und das gesamte Zirkulationsleben funktionieren nach den Gesetzen eines höheren Rhythmus. Durch die Kraft des Bewußtseins ist es dem Menschen möglich, die Rhythmen entweder direkt durch Konzentration oder indirekt durch bestimmte Verhaltensmuster im Leben zu beeinflussen. Ein sehr materiell orientiertes Denken ist von seiner Natur her schwer und hart. Allzu leicht wird der Körper davon ergriffen, und die Arterien beginnen, Verhärtungstendenzen zu zeigen. Aber auch das Gegenteil kann der Fall sein. Ist der Mensch sehr unruhig und getrieben, lebt er sehr stark an seine Willensnatur gekettet, so treten gerne entzündliche Krankheiten am Kreislauf und im Herzen auf. Immer ist der natürliche Rhythmus, der in sich richtig wäre, durch die äußere Anhaftung des menschlichen Gemütes gestört. Kräfte, die dem Wesenhaften einer verführenden Macht angehören, beeinträchtigen das natürliche Funktionieren im Zirkulationsleben. So ist die Ursache aller Krankheiten im Kreislaufleben eine Schwäche in der Seele des Menschen, die den Kräften der Schwere ausgeliefert ist und von ihnen damit aus der natürlichen Ordnung geschleudert wird.

Jene große Kraft der Seele, die heilsam auf das ganze Leben wirkt, ist der Glaube selbst. Immer geht es dabei um das Kunststück, die Willenskräfte und die Gedankenkräfte in den Dienst der Menschheit zu stellen. Dadurch entsteht die natürliche Kraft des Rhythmus. Das eigene körperliche Leben dient der Entfaltung eines tieferen und reineren Bewußtseins. Der Mensch, der Glauben und den Mut zum Handeln besitzt, kümmert sich nicht so sehr um seinen Körper. Er identifiziert sich nicht mit den persönlichen Bereichen. Dadurch stört er auch nicht die natürlichen, vorgegebenen Rhythmen. Es kann keine Disharmonie eintreten. Die große Kraft, die ein Yogaschüler auf seinem Weg durch das Leben ausprägt, ist die Meisterschaft selbst.

Er weiß um die Gesetze und läßt sie durch sich selbst wirken. Er läßt den Rhythmus der Atmung und des Herzens zu.

Rhythmus tritt immer mit Selbstvergessenheit auf oder, einfacher ausgedrückt, mit dem Vergessenkönnen der Persönlichkeit. Beim Wandern findet man beispielsweise den Rhythmus, wenn man entsprechend seiner Leistungsverhältnisse marschiert, nicht zu schnell und nicht zu langsam. Bei der Arbeit findet man Rhythmus, wenn man sich auf natürliche Weise mit der Sache beschäftigt und genügsamen Herzens um der Arbeit willen arbeitet. Beim Singen entsteht Rhythmus, wenn man sich mit Hingabe zur Melodie wendet und die Lieder ohne Angst und Anstrengung singt. Rhythmus ist eine Kraft, die dem geistigen Selbst entspringt, den Menschen in den vorbereiteten Situationen von oben herab wie eine glückliche, weisende Hand ergreift und ihn sicher über die holprigen Wege des menschlichen Kummerbodens leitet.

Beobachten wir die Bahn des Blutes durch den Kreislauf. Ein Erwachsener besitzt etwa fünf bis sieben Liter Blut. Dieses zirkuliert beständig in den Organen und Gefäßen. Es strömt vom linken Herzen über die Aorta in die Halsschlagadern, in die

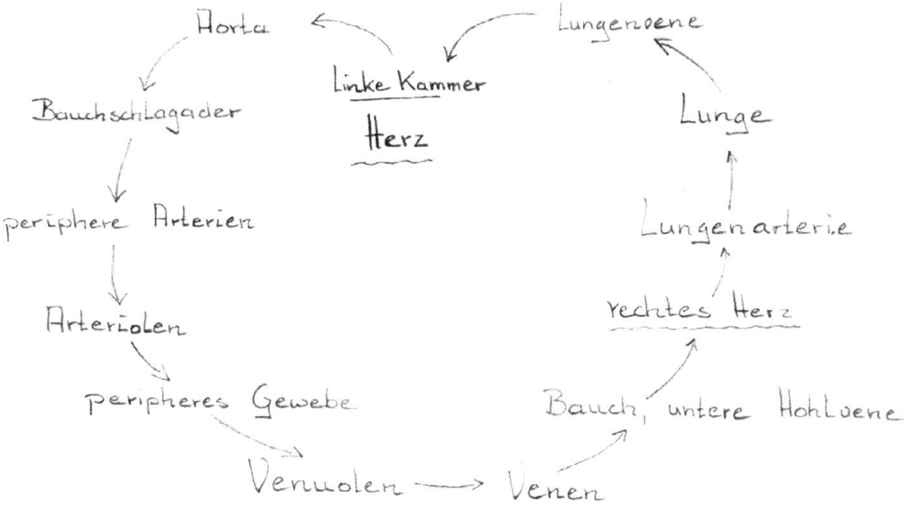

Schlüsselbeinarterien und über die Bauchschlagader in die Beine. Von den größeren Schlagadern fließt es in die kleineren Zweige, die Arterien und Arteriolen und schließlich in die Kapillargebiete, die sehr feine Haargefäße sind. Das arterielle Blut ist sauerstoffreich. Nachdem es durch die feinen Kapillaren geströmt ist, nimmt es Kohlensäure auf und fließt über die Venen zurück zum rechten Herzen. Über das rechte Herz gelangt es in die Lungenarterie und in die Lunge, in der es die Kohlensäure abgibt und den Sauerstoff aufnimmt. Das frisch versorgte Blut kommt aus der Lunge in das linke Herz, und dort beginnt der Kreislauf von neuem.

Das Herz hat also zwei verschiedene Hälften. Die linke Kammer versorgt den großen Körperkreislauf, die rechte Kammer den Lungenkreislauf. Zu diesen beiden Herzhälften kommt jeweils eine Vorhofkammer. So ist das Herz insgesamt vierteilig. Die Herzklappen sind ebenfalls vier an der Zahl. Zwei von ihnen befinden sich an den Vorhöfen. Sie sind während der Systole (Kontraktion des Herzens) geschlossen, damit das Blut nicht in die Vorhöfe und in das venöse System zurückströmt. Während der Diastole sind die Klappen an den Ausgängen des Herzens geschlossen, damit das Blut aus den Arterien nicht zurück in das Herz fließt. Die Klappen sind wie Ventile, die sich ständig im Rhythmus von Diastole und Systole öffnen und schließen.

Das Herz selbst besteht aus quergestreifter Skelettmuskulatur und glatter Muskulatur zugleich. Der Sinusknoten am Herzen ist der zentrale Punkt, der über die parasympathischen und sympathischen Nerven die Informationen zur Schlagfolge vermittelt. Die parasympathischen Ströme wirken verlangsamend, die sympathischen Ströme beschleunigend auf die Frequenz.

Wird eine körperliche Arbeit, Sport oder allgemein eine Anstrengung geleistet, so wirkt sich diese in der Regel, wenn sie nicht übertrieben ist, stabilisierend auf den Kreislauf aus. Zuviel einseitig mentale Arbeit dagegen schwächt das Zirkulationsleben, was sich darin zeigt, daß man leichter kalte Glieder und ein blasses Aussehen bekommt. Der orthostatische Kollaps ist eine reine Schwäche im Kreislauf. Wenn man vom Liegen sogleich zum Stehen kommt, sackt das Blut recht leicht in den Bauchraum ab, und es entsteht Schwindel bis hin zu Ohnmacht. Bei Schockzuständen ist das Regulationssystem drastisch gestört. Das Blut zirkuliert nicht mehr auf lebendige Weise durch die Glieder. Es zentriert sich nach innen zu den Organen und gelangt deshalb nicht mehr in ausreichendem Maße bis zum Gehirn. Daher ist die Rückenlage, eventuell mit erhöhter Lagerung der Beine, die günstigste Haltung, damit das gesamte System sich wieder erholen kann.

Die Yogaasanas, wenn sie mit Spannkraft und Dynamik ausgeführt werden, beleben das Zirkulationssystem. Vor allem das venöse System zieht großen Nutzen aus den verschiedenen Asanas: Das Blut muß aus den peripheren Körperbereichen wieder zum rechten Herzen zurückkehren. Lange Phasen des aufrechten Stehens beispielsweise belasten das venöse System, denn das Blut muß sich entgegen der Schwerkraft emporwinden. Eine häufige Krankheit sind Krampfadern und Venenstauungen, die auf weiteren Ebenen schwere Störungen verursachen können. Die Ausübung verschiedener Asanas in umgekehrter Körperhaltung bringt hierfür eine große Erleichterung. Solche Stellungen sind beispielsweise Kopfstand, Pflug und Schulterstand.

Das Kreislaufsystem steht in sehr engem Zusammenhang mit dem Nervensystem. Nervöse Überreizung oder allgemeine nervöse Erschöpfung kennen wir wohl alle. Je nach Konstitutionstyp und individueller Verfassung entwickelt sich ein Bluthochdruck (Hypertonie) oder ein zu niedriger Druck (Hypotonie). Bluthochdruck führt meist zu Unruhe, Hitzewallungen und weiterer Überlastung, niedriger Blutdruck bewirkt Müdigkeit, Kälteempfinden und Arbeitsunlust.

Das Wohlbefinden eines Menschen wird hauptsächlich von der Ordnung in den Seelenkräften des Denkens, Fühlens und Wollens bestimmt. Das Denken sollte in Harmonie mit den Gefühlen weben und gleichzeitig mit dem Handeln übereinstimmen. Die Nerven stärken sich auf dieser Grundlage und der Kreislauf gewinnt Rhythmus. Ein gesunder Kreislauf führt zu einem angenehmen Bewußtsein dem praktischen Leben gegenüber. Die gesamten Verrichtungen gelingen damit leichter. Die Harmonie, die sich im Kreislaufleben auf natürliche Weise einstellt, hängt weiterhin mit einem recht deutlichen Prozeß im Leben zusammen. Hierfür muß das Herz etwas genauer betrachtet werden. Dieses in der Mitte des Brustkorbes liegende, wichtige Organ wird in seiner übertragenen Bedeutung der Liebe und dem Geben zugeordnet. Auch der Glaube ist eine Kraft des Herzens. Er entspringt der Seele. Die Seele ist das ätherische Herz des Menschen.

Die Harmonie im Kreislaufleben hängt von der inneren Fähigkeit des Menschen ab, sein persönliches Leben in den Dienst einer größeren Aufgabe zu stellen. Selbstverhaftung belastet und beeinträchtigt das gesunde Zirkulieren, Selbstvergessenheit dagegen bewirkt Ausgeglichenheit und Harmonie. Die Arbeit ist der goldene Heimatort der Seele. Wirkliches, einsatzfreudiges Arbeiten wirkt heilend auf das Kreislaufleben. Der Inder bezeichnet die selbstlose Arbeit mit dem Begriff Karma Yoga. Dieser edle Baum des Karma Yoga richtet seine Zweige weit in den Himmel und schlägt seine Wurzeln tief in die Erde. Die Menschheit von heute bewässert nicht diesen kräftigen und edlen Baum der Selbstlosigkeit, sondern wendet sich dem Gesträuch und Gestrüpp am Wegrand des Lebens zu. Da die richtige Aktivität in unserer Zeit so schwer gefunden wird, neigt die Menschheit zu Kreislaufschwäche. Der natürliche Rhythmus, wie er in seiner weisen Anlage vorgegeben ist, beginnt sich zu verändern. Extreme Müdigkeit, Arbeitsunlust und Phantasielosigkeit sind die Zeichen einer passiv gewordenen Seele.

Mit einer positiven, zielorientierten Arbeit beginnt der gesamte Selbstwerdeprozeß. Positive und frei gewählte Arbeit führt zu Selbsterkenntnis und einem weiten Umfassungsvermögen. Hohe Mächte regieren das Leben jenes Menschen, der ohne Wertung jede Art von Arbeit zu tun vermag. Wer in seinem Leben viel für andere und in Hingabe an den Herrn gearbeitet hat, ist stärker in seinem Selbst als jener, der das Leben nur aus Theorien kennt. Einzig und allein durch rechte Opferbereitschaft und Dienst im Leben stärkt sich das Selbst, Freude und Kraft leben darin. Dies ist eine wahre, von der Mitte des Lebens kommende Freude. Arbeit im Sinne des Karma Yoga ist tatsächlich Gottesdienst.

Die Gefühle werden gerne dem Herzen zugeordnet, die Gedanken dem Gehirn. Wie aber die Gedanken auf die reine Meditation allzu leicht störend einwirken, so sind es ganz besonders auch die Gefühle, die ein reines Empfinden überschatten. Gefühle bewirken Unruhe und Überreizung und erwecken falsche Ideale. Für den gottsuchenden Schüler gibt es nichts Gefährlicheres als die Gefühle des äußeren Herzens. Obwohl sie manchmal sehr fröhlich sein mögen, unterliegen sie der Macht der Bindung. Die Gefühle bezeichnen das irdische Herz aus Fleisch und Blut. Das Herz als ein rein ätherisches Organ besitzt keine Gefühle. Die Liebe der reinen Seele ist durch die Gnade Christi gegeben. Sie sitzt im Herzen. Dieses Herz bildet in seiner äußersten Ausdruckskraft die Mitte des physischen Blutkreislaufes, im eingeweihten Sinne der heiligen Ebene des Äthers die Mitte des Universums und die Mitte allen Lebens.

Die Veränderung des Herzens mit der spirituellen Entwicklung

Das Herz besteht aus quergestreifter Skelettmuskulatur, die willkürlich steuerbar ist, und aus glatter Muskulatur, die unwillkürlich gesteuert wird. Mit der spirituellen Entwicklung im Sinne des Selbstwerdens verändert sich das Organ des Herzens. Hätte man die Möglichkeit, das Herz von Heiligen und Eingeweihten zu untersuchen, würde man eine auffallende Größe des Herzmuskels feststellen. Diese entsteht durch die innere Arbeit, die in völliger Eigenständigkeit von den Eingeweihten geleistet wurde.

Um sich eine vorsichtige Vorstellung von der inneren Aktivitätsleistung zu machen, die einige große Eingeweihte vollbracht haben, muß man die Tatsache vor die Seele rücken, daß diese Menschen oftmals keinen Lehrer hatten, der sie geführt hätte. Einzig und allein anhand von einigen Heiligen Schriften beschritten die Heiligen den Pfad der Nachfolge Christi. Wen hatte der Hl. Franziskus von Assisi als Lehrer? Er stand mit seiner glaubenden Überzeugung zunächst einmal ganz alleine im Leben. Die meisten Schüler des Yoga, die auf der Suche nach Gott sind, können sich kaum eine Vorstellung über die frommen Gefühle eines Hl. Franziskus machen, denn sie werden ja langsam erst der seelisch-geistigen Realität nahegeführt. Sie können die Anweisungen eines Lehrers beachten und benötigen daher für die ersten Schritte nicht sehr viel Mut und auch nicht so enorme Tatkraft.

Ein Schüler, der aber alle Schritte ganz aus eigener Kraft beschreiten muß, braucht einen starken Glauben und sehr viel Mut. Das Herz dieses Schülers wird sich vergrößern. Es bildet sich eine stärkere Einlagerung von quergestreifter Skelettmuskulatur als ein Ausdruck für das eigenständige, auf Glauben beruhende, schöpferische Arbeiten. Vor diesen Veränderungen am Herzmuskel darf man nicht erschrecken. Sie sind für die Medizin ein Rätsel, jedoch darf man sie nicht als pathologisch werten.

Das Blut

Das Blut besteht aus dem flüssigen Blutplasma und aus den Blutkörperchen, den Leukozyten (weiße Blutkörperchen) und Erythrozyten (rote Blutkörperchen). Die Leukozyten dienen in erster Linie der Körperabwehr, die Erythrozyten der Versorgung des Gewebes mit Sauerstoff. Die Blutkörperchen werden im roten Knochenmark, in der Milz und in der Leber gebildet. Sie haben eine begrenzte Lebensdauer. Die Aufgaben des Blutes sind vielfältig. Es ist das große Fuhrunternehmen, das alle zu erledigenden Transportarbeiten übernimmt. In der geistigen Bedeutung kann das Blut dem Selbst zugeordnet werden. Diese Aussage darf aber nicht auf falsche Weise aufgefaßt werden. Denn das Selbst ist ein rein geistiges Leben, eine übersinnliche, erhabene Kraft, die dem irdischen Dasein in allen Formen und Erscheinungen zugrunde liegt. Das erhabene Selbst aus dem Uranfang des Wortes kam in die Welt und die Welt hat es nicht erkannt. Das Wort wurde nicht zur Welt, doch die Welt wurde durch das Wort. Das erhabene Selbst liegt im Urbeginn der Welt. Alles unterliegt ihm, dem Erhabenen, und nichts ist außer diesem Leben, das nicht ohne ihn geworden wäre (siehe Joh. Prolog 1, 1-2).

Ohne Blut gäbe es kein menschliches Leben. Alles menschliche Leben ist an das Blut gebunden. Der Körper mit seinen vielen Erscheinungsformen unterliegt dem Blut, die Gefühle erwachen durch die Strahlkraft des Blutes,und das menschliche Denken kann nur als Bewußtseinsprozeß stattfinden, da das Gehirn mit Blut versorgt wird. Wäre ein Körper ohne die leidenschaftliche Kraft des Blutes lebensfähig, so wäre er eine leere irdische Hülle. Ohne Leidenschaft gibt es keine Fortpflanzung. Das Menschengeschlecht wäre in der irdischen Wesensgestalt zum Aussterben verurteilt. Ohne Blut gäbe es auch keine Entwicklungsmöglichkeit auf der Erde. Die Wärme und Ausgleichskraft, die das Blut dem Körper schenkt, ermöglicht die Höherentwicklung des individuellen Menschen und der ganzen Menschheit.

Betrachten wir in Kürze die physiologischen Funktionen des Blutes: Im Blutstrom an das Hämoglobin der roten Blutkörperchen gebunden, wandert der Sauerstoff in das periphere Gewebe. Die Transportfunktion des Blutes bezieht sich weiterhin auch auf Nährstoffe und Hormone. Kohlensäure wird teils im Blutplasma und an die roten Blutkörperchen gebunden in die Lungen zurücktransportiert. Das Blut besitzt eine reinigende und aufbauende Funktion. Mit der Durchblutung steigen die Lebensprozesse. Deshalb wirkt die körperliche Aktivität tendenziell förderlich auf die Aufbauleistung der Zellen und Muskeln. Die Salze und verschiedenen Minerale, die sich im Blutplasma befinden, regeln die osmotischen Druckverhältnisse. Die Eigenfunktionen des Blutes sind Pufferung und Gerinnung. Die Pufferung dient dem Säure-Basen-Ausgleich im Gesamthaushalt des Körpers. Die Gerinnung verschließt unter dem Einfluß des Stoffes Fibrinogen die Wunden des Leibes. Bei Infektionen und anderweitigem Eindringen von Fremdstoffen in das Körperinnere bildet das Blut spezifische Abwehrstoffe, sogenannte Antikörper.

Das Blut ist seit alters her ein ganz besonderer Stoff. Alle aufbauenden Lebensvorgänge, wie z.B. der Verdauungsstoffwechsel, werden durch das Blut erhalten. Wo Blut ist, lebt Wärme und Energie. Mit der Durchblutung steigt die Begeisterung des Gemütes. Die Summe aller Kräfte, die der Blutrhythmus steuert, sind Lebensprozesse, die zum Wachstum und Erkraften des individuellen Ichs beitragen. Das Blut kann nur im Körper wirksam sein. Außerhalb des Leibes gerinnt es nach wenigen Minuten. Das individuelle Ich-Leben kann nur in der Bindung der Seele an den Körper wirksam sein. Wird das Seelenleben durch die geistige Schulung unabhängig vom Körper, verliert das Individuelle durch das Hereinwirken des universellen Geistes an Bedeutung. Das Ich-Selbst im Geiste des Manas (Geistselbst) oder der Buddhi (Lebensgeist) ist völlig frei vom individuellen Leben, und damit ist es unabhängig vom leiblichen Rhythmus des Blutes.

Im Blute lebt weiterhin das Erbgut eines Menschen. Auf eine sehr schöne Weise wird uns im Evangelium der Unterschied zwischen individuellen Ich-Kräften und dem kosmisch-geistigen Ich-Leben vor Augen geführt. So schreibt Lukas über den Stammbaum Jesu den einleitenden Satz:

> "Und er selbst, Jesus, war ungefähr 30 Jahre alt, als er auftrat, und
> wie man meinte, ein Sohn des Joseph, des Eli, ..." (Lk 3,23).

Für das kosmisch-geistige Leben erscheint das Erbgut, das sich im Fleisch und Blut aufspeichert und durch die Generationen fließt, unwichtig. Der Christus, der Heiland und Erlöser dieser Erde, ist nicht aus dem Fleische entstanden, sondern aus dem hohen Leben des reinen Geistes Gottes, der frei von aller Illusion der Bindung ist. Das Blut und der Körper unterliegen den Mächten der Persönlichkeit, sie sind wandelbar und damit sterblich. Die Gnade des Ewigen Lebens, das im Sohne lebt und vom Vater im Himmel ausgegangen ist, bedeutet Liebe, die frei von aller Bindung des Blutes ist.

Vortrag vom 17.08.1992 im Ausbildungskurs für Yogalehrer über das Kreislaufsystem

"Ein gewisses Grundwissen über die Anatomie und Physiologie bildet ein sicheres Fundament für den Unterricht. So sollte sich jeder Yogalehrer mindestens zwei- bis dreimal im Monat mit den entsprechenden Lehrbüchern auseinandersetzen. In dieser Vorbereitung gilt der Grundsatz des Lernens, den wir in diesen Tagen beständig gepflegt haben. Der Körper sollte nicht analysiert, sondern auf schlichte Art bildhaft betrachtet werden. Damit wird dem Denken eine subtile Leichtigkeit zugestanden, und das Bewußtsein erhält die notwendige Weite, auf der sich schließlich die Erkenntnisse der Wahrheitsgesetze entwickeln.

Der Kreislauf des Blutes stellt ein ausgewogenes System dar. Er ist von einem höheren Weltenrhythmus geführt. Betrachten wir den Sternenhimmel, so finden wir rhythmische Abläufe. Das ganze Planetensystem folgt einem wohlgeordneten Rhythmus. Dieser große Weltenrhythmus, den wir am Sternenhimmel beobachten, findet einen kleinen Abdruck im Inneren des menschlichen Leibes. Der Makrokosmos lebt und webt als Mikrokosmos in den Organen und Gliedern des Körpers. Bewegt sich der Mensch in natürlicher Übereinstimmung mit der Natur, mit den Mitmenschen und den Ordnungsprinzipien der Gesellschaft, so wird der Körper harmonisch funktionieren. Stört er dagegen durch seinen Eigenwillen die natürliche Ordnung, werden sich belastende Veränderungen zeigen. Dies bemerkt er meist an einfachen bis mittelschweren Störungen in der Psyche und im Nervensystem. Eine Unordnung über längere Zeit führt schließlich zu Krankheit und schweren Krisenzuständen in der Psyche.

Wenden wir uns nun kurz der Funktion des Blutkreislaufs zu. Die Arterien und Arteriolen sind von glatter Muskulatur umgeben. Diese Art von Muskulatur unterliegt nicht der willentlichen Beeinflussung, sondern der autonomen Steuerung des Vegetativums. Im Gegensatz dazu steht die quergestreifte Skelettmuskulatur. Diese wird aktiv trainiert. Sie unterliegt der willentlichen Steuerung des Bewußtseins. Die glatte Muskulatur in den Gefäßwänden bewirkt die wesentliche Regeneration für den Blutkreislauf. Bei Aufregung verengen sich die Gefäßwände, und der Blutdruck steigt an. Das Herz wird zu einer erhöhten Schlagfolge angeregt. Entspannung führt zu ruhigem Puls. Ganz allgemein kann man über das rhythmische Kreislaufleben und seine Regulation sagen, daß alle nervösen Einflüsse von seiten des Gefühlslebens oder des Willenlebens die Herzfrequenz erhöhen, wogegen eine gezielt ausgeführte Aktivität von seiten des vernunftorientierten Verstandes oder des tatkräftigen Willens auf Dauer zu Pulsverlangsamung führt.

Rhythmus entsteht durch richtige Aktivität. Dies führt zu einem tadellosen Funktionieren des Kreislaufs. Der Störenfried, der die natürliche Ordnung, die im Rhythmus gegeben ist, durcheinanderbringt, kommt aus den Seelenkräften des Menschen. Wenn diese nach eigennützigen Zielen streben, stören sie die Harmonie zwischen Kosmos und Natur. Störungen sind nicht zu vermeiden. Einen beständigen Gleichgewichtszustand in völliger Harmonie wird es im Leben der Natur nicht geben. Krankheiten sind auf dem Pfade durch das Dasein unvermeidbar. Es ist die Aufgabe für einen Yogaübenden, der sich mit den Bedingungen des Daseins auf tiefe Weise auseinandersetzt und die spirituellen Gesetze der Menschennatur ergründet, die wahre Ursache einer Krankheit zu erkennen. Auf diesem Erkenntnispfad, der ihn in die tiefe Region der Empfindung führt, erfährt der Suchende den Stolz als die wahre Ursache des Krankseins. Im Innersten der Seele lebt ein anderer Wirklichkeitssinn als im Äußeren. Die Krankheit ist der Stolz der Begierde. Nichts anderes als die Begierde macht den Menschen krank. Einzig und allein der Egoismus stört den natürlichen Rhythmus des Lebens.

Einige Beispiele sollen das Verständnis naheführen, wie Rhythmus in das Leben zu tragen ist. Das erste Beispiel trifft auf das gewöhnliche Arbeitsleben zu. Vergleicht man die heutige Arbeitsleistung mit derjenigen unserer Großväter, wird man in der Gesamtheit feststellen, daß diese Menschen damals schon von Kindheit an weitaus mehr arbeiten mußten. Heute jammert der Mensch pausenlos über Streß und ruft nach Arbeitszeitverkürzung. Mehrmals im Jahr wird er durch die hohen nervlichen Anforderungen, die der Arbeitsplatz an ihn stellt, krank. Schließlich benötigt er eine Kur. Die Ursache für die nervlichen Überforderungen liegt einerseits in der Art und Weise der Arbeit, denn ganz objektiv gesehen raubt die einseitig mentale Arbeit die gesunde Einkehr nach innen, andererseits aber liegt die Ursache in der subjektiven Seite des Menschen selbst. Je nachdem, wie er sich zu seinen Aufgaben in Beziehung bringt, ist er entweder hoffnungslos überfordert oder mit Freude und Begeisterung am Werke. Um für das Arbeitsleben Begeisterung zu finden, muß sich das menschliche Gemüt zu einer schöpferischen Anteilnahme aufschwingen. Wird die Seele aus dem Inneren aktiv, ergeben sich neue Möglichkeiten zur Gestaltung, und die Arbeit macht Freude. Mit der inneren Anteilnahme an der Arbeit trägt der Mensch Rhythmus in das Leben.

Ebenfalls ist im Kommunikationsleben eine rhythmische Ordnung von großer Bedeutung. Ein Gespräch sollte nicht eine reine Plauderei sein. Sprechen ist eine echte Ausdrucksart der Seele und führt zu Gemeinsamkeit und Verständnis im Miteinander. Für eine edle Haltung in der Sprache benötigt man Einfühlungsvermögen, Respekt, Verantwortung, Entscheidungskraft und Bescheidenheit. Auf diesen Charakterzügen kann sich eine wahre Ordnung mit liebevoller Atmosphäre und natürlichem Miteinander aufbauen.

Rhythmus trägt sich durch seelische Aktivität ins Leben. Selbstkontrolle, Hingabebereitschaft und Achtsamkeit sind wichtige Grundbedingungen, um das Leben erfolgreich zu ordnen. Wird der Yoga richtig verstanden, so wirkt er auf eine vornehme Art kreislaufstärkend und rhythmisierend auf das ganze Dasein. Durch die Auseinandersetzung mit den einzelnen Asanas und Seelenübungen gewinnt der Übende den Zugang zu schöpferisch-produktivem Arbeiten. Die Konsumhaltung, die in unserer Gesellschaft sehr dominiert, verliert an jeglicher Bedeutung durch die wirkliche Bereitschaft zu arbeiten. Aber gerade auf diesem Gebiet ist der Mensch zu einem Sklaven der Gemütskräfte geworden. Er unterliegt dem treibenden Weltenstrom des Passivseins.

Um euch die Bedeutung der Yogaarbeit noch näher vor die Seele zu rücken, erinnere ich an die Schulzeit. Für einige von euch ist diese Zeit noch nicht lange vergangen. Wie nötig wäre ein schöpferisches Arbeiten der Lehrer, damit sie die Schüler aus dem Träumen und den einseitigen Interessen herausreißen. Lehrer sollten Rhythmus in Form von gesunder Aktivität in ihr Schaffen bringen. Dazu aber müßten sie sich selbst erst einmal in ihrer passiven Konsumhaltung und ihrer Trägheit gegenüber dem wirklichen Lernen überwinden. Die Schüler aber schleppen sich mit Mühe und Plage unter sehr großem und einseitigem Leistungsdruck durch die Schuljahre, und die Lehrer gehen zum Psychotherapeuten und besuchen das Entspannungstraining, da sie merken, wie sie an die Grenzen ihrer persönlichen Leistungsfähigkeit und Belastbarkeit kommen.

Jene Menschen, die sich ehrlichen Herzens und mit ausdauernder Bemühung den Yogaasanas und der hier praktizierten einfachen Form der Meditation widmen, rhythmisieren ihr Leben. Sie bringen eine neue Kraft, die jugendliche Fülle und Anmut in sich trägt, in den Unterricht. Hier, in den Tagen eurer Yogalehrerausbildung, werdet ihr beständig zu schöpferischer Arbeit aufgefordert. Ihr opfert eure Zeit und eure Kraft für das innere Herz der Imagination, damit ihr dieses Leben, das aus dem Prozeß der Hingabe entsteht, in die Übungen in Form und Charakter hineinzutragen vermöget. Jeder Schritt, den ihr näher zu der Quelle schöpferischen Arbeitens macht, ist ein großer Atemzug der Verwandlung. Die Arbeit kann mental oder körperlich sein. Besteht eine innere Anteilnahme mit einem liebevollen Herzen, bewirkt sie immer eine positive Haltung und stärkt das innere Vertrauen zum Leben. Wahre Kraft und wirkliches Selbstvertrauen entstehen auf der Grundlage von schöpferischem Tätigsein.

Dieser Kurs wird Ende dieses Sommers zuende sein. Jetzt schon bemerkt ihr den herbstlichen Wind. Wenn nun die ersten Septembertage kommen und ihr von hier wieder zurück nach Hause geht, beginnt ein neues Leben. Ihr seid im Charakter eures Wesens nicht mehr die gleichen. Die Worte haben euch gereinigt. Yoga ist für euch eine Pflicht und eine Aufgabe geworden. Dieses neue Leben stellt viele Anforderungen an euer Bewußtsein. Jeder wird entsprechend seiner neuen Seelenstimmung Aufgaben erledigen müssen. Allgemein bestehen die Aufgaben nicht nur in der weiteren Praxis der Yogaasanas und dem Lesen spiritueller Schriften, der Lehrer, der hier gelernt hat, sollte schöpferisch tätig sein. Dazu benötigt er Mut und ein hohes Maß an Disziplin. Die Konsumhaltung ist wie ein breiter, schnell fließender Fluß. Alle Gegenstände, die in diesen Fluß hineinfallen, werden vom Wasser unerbittlich fortgerissen. Der Yogalehrer benötigt eine besondere innere Achtsamkeit, damit er nicht in diesen breiten Strom hineinfällt. Er muß inmitten dieser einseitig orientierten Gesellschaft einen freien Blick bewahren und seine Seele den wahren göttlichen Quellen zuwenden. Tapferkeit ist deshalb so wichtig, da die Menschheit entgegengesetzt zu dem Pfade von Liebe und Frieden, von Rechtschaffenheit und Geben gegangen ist. Auch viele Menschen aus der New Age - Szene predigen Frieden und Liebe. Dies aber ist nicht die wahre Kraft der Nächstenliebe, sondern nur eine andere Art von Konsumieren, die zu Verzweiflung und Leiden führt. Der Yogalehrer ist ein Außenseiter, er wird von vielen verleumdet und verachtet werden um seiner Arbeit und seiner inneren Liebe willen. Der Yoga, den die Lehrer, die bei mir gelernt haben, weiterhin praktizieren, ist das Unberührtsein von den Weltgesetzen, von allem Konsumieren und allem einseitigen Intellektualismus. Wie der Wind keinen Anfang und kein Ende besitzt und dennoch sein Säuseln verkündet, so soll der Yogalehrer der Menschheit seine Botschaft bringen, die er mit einer Reinheit verkündet, die unberührt von den Gegensätzen der Welt bleibt. Der Yoga in diesem Sinne ist die Selbstverwirklichung in dem neuen Namen, der durch die Liebe Christi gegeben wurde. Die Arbeit ist Gottesdienst. Nur wenige Lehrer arbeiten, da nur wenige Lehrer Mut haben. Seid tapfer, daß ich einmal stolz auf euch sein kann. Ich sehe leuchtende, strahlende Yogis lieber als jene, die aus Mangel an schöpferischer Aktivität Kreislauftropfen benötigen."

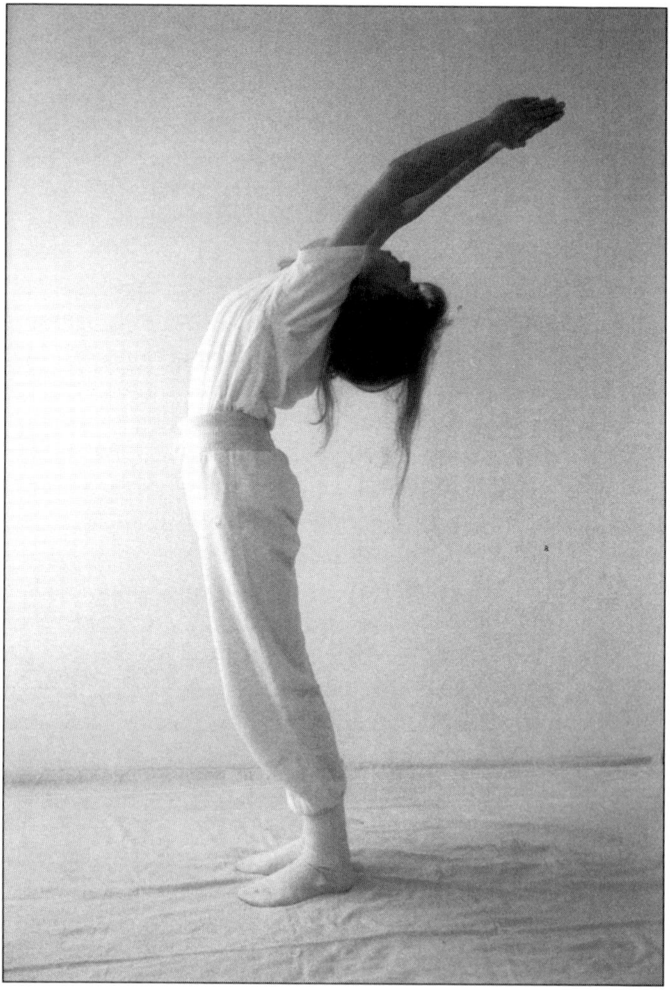

Das Drüsensystem

Die Drüsen in Beziehung zu den Chakras

Das Drüsensystem oder innersekretorische System steuert durch die Ausschüttung von Hormonen den gesamten Organismus. Die Hormondrüsen sind von den Schweißdrüsen der Haut abzugrenzen. Hormone sind sehr spezifische Stoffe, die zum Teil wichtigste Stoffwechselfunktionen im Körper aufrechterhalten. Die Hormondrüsen oder endokrinen Drüsen geben ihr Sekret direkt in die Blutbahn ab. So wirken sie sehr schnell.

Für Yogalehrer und Yogaübende ist das innersekretorische System durch eine gesamte Übersicht mit den wesentlichen Funktionen der einzelnen Drüsen interessant. Die Hypophyse ist von allen Drüsen die wichtigste Steuerungszentrale, da sie alle anderen Hormondrüsen mitbeeinflußt. Weitere Drüsen sind die Schilddrüse, die unscheinbaren, doch bedeutungsvollen kleinen Nebenschilddrüsen, die Bauchspeicheldrüse, die Nebennieren mit Mark und Rinde und die unterschiedlichen Geschlechtsdrüsen bei Mann und Frau.

Um immer einen adäquaten Hormonspiegel zu gewährleisten, unterliegt das Drüsensystem Regelkreisen. Das hormonfreisetzende Organ registriert über Rezeptoren den Hormonspiegel im Blut. Steigt der Wert zu hoch, wird die Ausschüttung reduziert oder ein gegenwirkendes Hormon zur Senkung abgegeben. Sinkt andererseits der Gehalt unter ein bestimmtes Niveau ab, steigt die Hormonabgabe an. Dabei übernimmt die Hypophyse eine gewisse Führungsrolle. Fast alle Hormondrüsen unterstehen ihrer Steuerung. Die Hirnanhangsdrüse (Hypophyse) im Mittelhirn besteht aus zwei Lappen. Im Vorderlappen werden u. a. Botenstoffe produziert, die dazu dienen, die Hormonfreisetzung in den peripheren Drüsen anzuregen. Außerdem werden auch Hormone abgegeben, die direkt auf die Gewebe wirken. Dazu zählen das Wachstumshormon und Melanotropin, das die Hautpigmentierung unterstützt. Alle weiteren Hormone des Vorderlappens haben die Aufgabe die Hormonausschüttung peripherer Drüsen wie der Schilddrüse, der Nebennierenrinde und den Keimdrüsen, zu steuern. Vom Hinterlappen werden zwei Hormone abgegeben, die direkt auf Organe wirken. Dazu zählt Adiuretin, das eine zu starke Wasserausscheidung über die Nieren verhindert und Oxytoxin, das auf die Gebärmutter und die Brustdrüsen Einfluß nimmt.

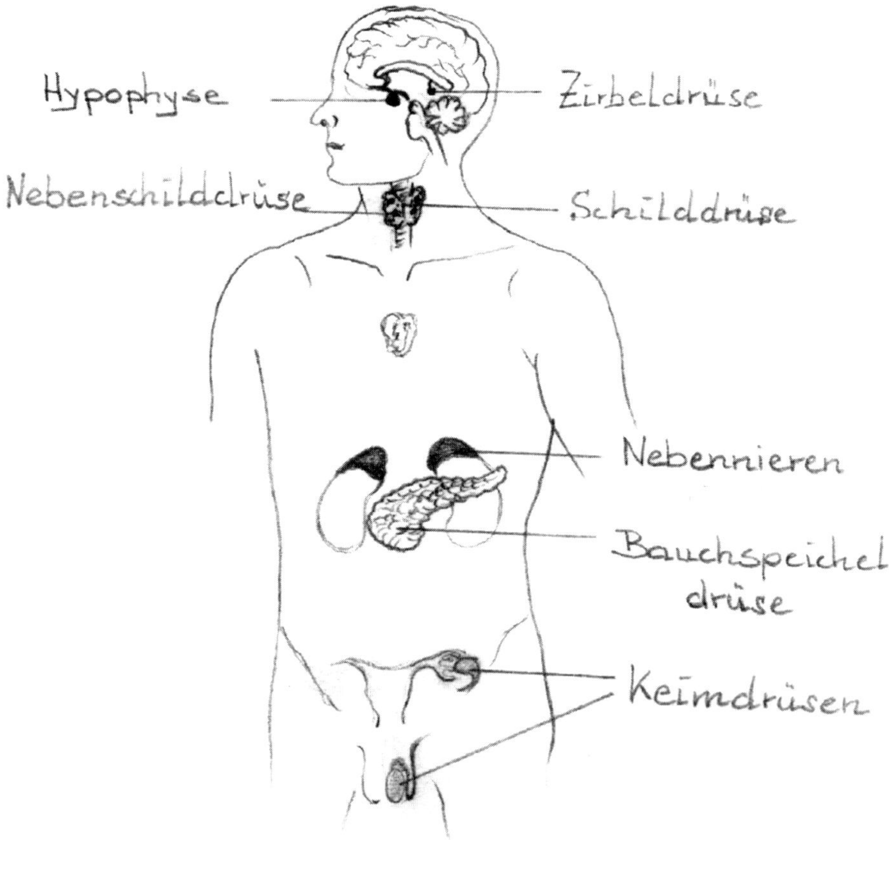
Hypophyse
Zirbeldrüse
Nebenschilddrüse
Schilddrüse
Nebennieren
Bauchspeichel-
drüse
Keimdrüsen

Die Schilddrüse umschließt mit zwei Seitenlappen hufeisenförmig die Luftröhre, unterhalb des Kehlkopfes. Von der Schilddrüse werden stoffwechselsteuernde Hormone produziert, sowie Calcitonin. Thyroxin erhöht die Sauerstoffaufnahme in den Zellen, womit eine allgemeine Anhebung des Grundumsatzes verbunden ist. Calcitonin senkt den Calciumspiegel im Blut. Bei Unterfunktion der Schilddrüse kommt es zur Schwellung und Verdickung der Haut, die Körpertemperatur, sowie die Herzfrequenz sind erniedrigt, und die geistige Beweglichkeit ist eher vermindert. Trägheit und allgemeine Verlangsamung treten auf. Meist besteht ein kalter Kopf. Die Überfunktion ist gekennzeichnet durch eine übermäßige Erhöhung des Grundumsatzes. Magerkeit, Tachycardie, Vortreten der Augäpfel und starke Nervosität, bis zu treibenden Ängsten sind die Zeichen der Überfunktion. Die Heilung beider Krankheitsbilder kann durch eine bewußtere Lebensgestaltung, verbunden mit Seelenübungen und Asanas unterstützt werden. Schilddrüsenerkrankungen treten häufig auf. Leidet ein Mensch an einer Überfunktion der Schilddrüse, dann ist meist die Art und Weise, wie er sich zum Üben in Beziehung bringt, durch einen selbst auferlegten Leistungswillen gestört.

Die Nebenschilddrüsen sind eigenständige Hormondrüsen, die wie kleine Linsen an der Schilddrüse liegen. Ihr Hormon ist das lebenswichtige Parathormon. Seine Aufgabe besteht in der Regulation des Calcium- und Phosphathaushaltes. Im Darm fördert es die Resorption von Calcium, während die Aufnahme von Phosphat in den Nieren gehemmt wird, d. h. die Phosphatausscheidung steigt. Auch der Knochenstoffwechsel ist davon beeinflußt. Das Calcitonin der Schilddrüse fungiert als Gegenspieler zum Parathormon.

Die Nebennieren sitzen den Nieren wie kleine Kappen auf. Man unterscheidet die Rinde und das Mark der Nebennieren. Die Rinde schüttet drei wichtige Hormone aus: Die Mineralocorticoide haben die Aufgabe, das Gleichgewicht von Natrium- und Kaliumsalzen im Körper zu sichern. Die Glucocorticoide wirken auf den Glukosespiegel des Blutes. Sie bewirken den Umbau von Eiweißen zu Zuckern und bringen dadurch den Blutzuckerspiegel zum Ansteigen, außerdem haben sie entzündungshemmende Wirkung. Die männlich prägenden Hormone, die Androcorticoide fördern die sekundären Geschlechtsmerkmale beim Mann und haben Einfluß auf das Wachstum.

Eine übermäßige Aktivität der Nebennierenrinde kann infolge einer verstärkten Beeinflussung durch die Hypophyse auftreten oder durch einen Tumor im Gewebe selbst. In beiden Fällen kommt es zur Überproduktion von Cortison und

Geschlechtshormonen. Je nachdem welches Hormon überwiegt, werden zwei Syndrome unterschieden: Das Cushing-Syndrom zeigt eine Überproduktion von Cortison und tritt häufiger bei Frauen auf. Es zeigt sich in Form von Fettsucht (Vollmondgesicht), allgemeiner Schwäche und psychischen Störungen depressiver Art. Der Blutdruck ist gewöhnlich erhöht und ein Diabetes kann hinzukommen. Bartwuchs und eine Entkalkung der Knochen begleiten oft das Bild. Beim androgenitalen Syndrom (Virilismus) besteht eine Übersekretion von Geschlechtshormonen die sich gerade bei Frauen als starke Vermännlichung zeigen. Bartwuchs, tiefe Stimme und die Struktur der Muskulatur zeigen männliche Züge. Bei Knaben zeigt es sich in Form von frühzeitiger Geschlechtsreife. Liegt eine zu geringe Hormonbildung der Nebennierenrinde vor, entwickelt sich das Bild der Addinsonschen Krankheit. Sie äußert sich in Form von enormer Schwäche (Adynamie) und Gewichtsabnahme. Eine typische Hautverfärbung charakterisiert die Krankheit. Hypotonie, Übelkeit und ein verändertes Blutbild sind vorhanden. Die zu geringe Hormonbildung betrifft in erster Linie das Aldosteron, das zu Mangelerscheinungen im Mineralhaushalt führt.

Das Nebennierenmark ist von gleicher Beschaffenheit wie das sympathische Nervensystem, und so dienen die beiden Hormone des Marks, Adrenalin und Noradrenalin, als Überträger des Nervensystems. In Ruhe ist die Ausschüttung gering. Sie steigt unter Belastung aber schnell an, weshalb diese Hormone auch als Streßhormone bekannt sind. Adrenalin und Noradrenalin beeinflussen die Spannungslage der Muskulatur, erhöhen den Blutdruck und stellen dem Organismus in kürzester Zeit Energiereserven zur Verfügung. Sie bewirken Wachheit und Steigerung des Grundumsatzes. Eine Tumorbildung im Mark (Phäochromozytom) führt zur vermehrten Bildung von Adrenalin, was eine anfallsweise auftretende Hypertonie zur Folge hat. Begleitet ist solch ein Anfall von Kopfschmerzen, Schwitzen und erhöhtem Blutdruck.

Die Thymusdrüse am Herzen hat nur für die jungen Jahre des Menschen eine Bedeutung. Ab der Geschlechtsreife verkümmern die Thymuslappen. Der Mensch benötigt in seinen jungen Jahren eine kräftige Körperabwehr. Durch die Lymphozyten des Thymus ist ihm diese in erhöhtem Maße gegeben. Mit Beginn der Pubertät steigt die Eigenverantwortlichkeit. Wenn die Geschlechtsreife eintritt, bildet sich die Thymusdrüse zurück.

Die Bauchspeicheldrüse liefert mit den Alphazellen Glukagon, mit den Betazellen Insulin. Das Insulin senkt den Blutzuckerspiegel, indem es die Einspeicherung von

Glykogen in die Leber fördert und die Verwertung von Glukose in der Zelle verbessert. Das Hormon Glukagon ist der Gegenspieler zu diesen Prozessen. Fehlt es an Insulin, entsteht eine schwerwiegende Stoffwechselentgleisung, bis hin zum Koma. Das Krankheitsbild des Insulinmangels ist der Diabetes mellitus. Als Symptome zeigen sich hier übermäßiger Durst, vermehrtes Wasserlassen und Schwächegefühl. Die Erkrankten sind meist übergewichtig.

Die Hormondrüsen sind die Organe der physisch-stofflichen Steuerung, die Chakras sind die Zentren der feinstofflichen Ausstrahlung. Die wörtliche Übersetzung des Sanskritausdrucks Chakra lautet Rad. In der Umgangssprache bezeichnet man die einzelnen Energiezentren auch als Lotusblumen. Sie besitzen alle eine unterschiedliche Form und differenzieren sich weiterhin durch die Anzahl der Blütenblätter. Das Ajna Chakra, das zwischen den Augenbrauen liegt, besteht aus zwei Blütenblättern, das Vishuddha Chakra unterhalb des Kehlkopfes hat sechzehn Blätter. Der sogenannte Herzlotus (Anahata Chakra) ist zwölfblättrig, das Manipura Chakra (3. Zentrum) ist zehnblättrig. Das zweite Chakra (Swadhisthana Chakra) hat sechs Blätter und das erste Chakra (Muladhara Chakra) vier Blütenblätter. Die einzelnen Blätter symbolisieren das ethisch-moralische Seelengebäude mit den Eigenschaften der Tugenden, die der Mensch in seinem Leben im bewußten Aufstieg seiner Seele zum erhabenen Herrn entwickeln muß.

Betrachtet man die Hormondrüsen als das anatomisch angelegte Steuerungssystem des Körpers, das, über das Physische hinausgehend, auch im weiteren Sinne auf die Psyche des Menschen einstrahlt, wird man sehr leicht die Zusammenhänge zu den astralen Energiezentren finden. Jede Hormondrüse läßt sich einem bestimmten Chakra zuordnen. Die Hypophyse, als oberste Steuerungszentrale im Mittelhirn, entspricht dem zweiblättrigen Ajna Chakra. Die Schilddrüse unterhalb des Kehlkopfes kann dem fünften Chakra (Vishuddha) zugeordnet werden. Das Herz, bzw. die Thymusdrüse am Herzen, dem vierten, die Bauchspeicheldrüse mit den Nebennieren und der Nebennierenrinde dem dritten Chakra. Die Geschlechtsdrüsen entsprechen dem ersten Chakra im Steißbeingeflecht. Zwischen dem ersten und dritten Zentrum liegt keine für die Medizin bekannte Hormondrüse. Der Repräsentant für das 2. Chakra ist der Dünndarm. Dieser Teil der Eingeweide hat neben den bekannten physiologischen Abläufen für die Verdauungsarbeit auch eine sehr umfassende Strahlkraft auf den Körper. Der Dünndarm und das zweite Chakra gehören zusammen. Die oberste, tausendblättrige Lotusblüte, als die höchste Krone der Chakras bezeichnet, entspricht der Zirbeldrüse.

Zirbeldrüse	-	Sahashara Chakra (7.)
Hypophyse	-	Ajna Chakra (6.)
Schilddrüse	-	Vishuddha Chakra (5.)
Herz, Thymus	-	Anahata Chakra (4.)
Nebennieren	-	Manipura Chakra (3.)
Bauchspeicheldrüse	-	
Dünndarm	-	Swadhisthana Chakra (2.)
Geschlechtsdrüsen	-	Muladhara Chakra (1.)

Bei einem ausgeglichenen, gesunden Menschen arbeiten die Drüsen des Leibes in Harmonie mit den gegebenen Anforderungen. Durch erworbene konstitutionelle Schwächen in den Organen oder durch die Schwankungen des Nervensystems entgleiten die natürlichen Funktionen der Drüsen. Es kann zu Über- oder Unterproduktion kommen. Pathologische Kräfte, die unerwünscht sind, beeinflussen das psychische und physische Wohlbefinden, so daß vielfach das eigene Willensverhalten nicht durchführbar ist. Ab diesem Zeitraum muß man sich ernster und tiefer mit der eigenen Wesensnatur, dem eigenen Charakter und dem eigenen Verhalten auseinandersetzen. Solange man sich über das Leben und dessen existentielle Anforderungen nicht zu viele Gedanken macht, wird in der Regel kein Problem auftauchen. Durch das Nachdenken ganz allgemein entstehen erst richtig die Schwierigkeiten, die sich sogar zu Lebenskrisen entwickeln können. Die Heilung von Konflikten, Krankheiten und Schicksalsschlägen besteht im bewußten "In-Ruhe-lassen". Der Mensch als vernunftbegabtes Wesen muß die hohe, edle Vernunft und Weisheit im Leben aufbringen, die kraftraubenden Störungen des Leibes und des niederen Seelenlebens ganz unbeachtet zu lassen. Im bewußten Gleichmut, der ein Geschenk der andächtigen Haltung im erhabenen Selbst ist, erwacht die Kraft der Heilung. Kümmert sich ein Mensch aber zu sehr um seine Probleme, so stört er die natürliche Ordnung und beschwert sein eigenes Wesen mit den Mächten der Finsternis.

Die Bedeutung von bewußtem "In-Ruhe-lassen" läßt sich beim Asanaüben nachempfinden. Asana bedeutet Stellung. Eine bewegungslose Haltung ohne jegliche Regung und Veränderung wird mit dem Körper eingenommen. Jene höchste und beste Haltung aller Asanas ist im geistigen Sinn das Unberührtsein der Seele. Diese Haltung ist die reine Liebe zu Gott. Sie ist ein Gebet in Wahrheit und Geist.

Die einzelnen Asanas, die differenzierte Bewegungen der Wirbelsäule und der Gliedmaßen erfordern, wirken anregend auf die Drüsen. Mit dieser Anregung verstärkt sich gleichzeitig auch das Fließen der elektromagnetischen Energie im feinstofflichen Körper. Die Chakras beginnen lebendiger zu schwingen. Die Gleichgewichtsstellungen, jene ruhigen, sanften Asanas, wirken anregend auf den Herzlotus. Die Kopf-Knie-Stellung, der Pflug, die Bogenstellung, der Pfau, die Waage, der Kopfstand, das Sonnengebet und die Dreiecksstellungen sind typische Übungen zur Förderung der durchlaufenden Spannkraft in der Wirbelsäule. Eine in allen Teilbereichen bewegliche Wirbelsäule, die Flexibilität und Stärke in sich vereint, ist in jedem Fall eine günstige Voraussetzung für Harmonie und Körperbefinden und schenkt eine einfache Seelenfreiheit. Das Manipura- oder Sonnengeflechtszentrum steht in Beziehung zu dieser Spannkraft der Wirbelsäule. So wird es tendenziell durch die typischen Wirbelsäulen-Asanas, wie beispielsweise die Kopf-Knie Stellung, sehr wirkungsvoll angesprochen. Das sechste Chakra, das seinen Sitz zwischen den Augenbrauen hat, schenkt dem Menschen ein übergeordnetes, klares Erkennen und Sehen durch seine weiche, weibliche Energie. Das Sehen ist eine Art des höheren Wachseins, das unvergleichbar weit über die träumenden oder gar schlummernden Phasen des Bewußtseins, in denen sich die Menschheit befindet, hinausragt. Die Hypophyse regelt als Zentralstelle des Drüsensystems die gesamten Abläufe in den einzelnen Drüsen. Der Drehsitz oder Gomukhasana, das sorglose Gesicht, sind beispielhafte Übungen für das sechste Chakra. Der Ansatz bei diesen Asanas liegt im klaren, übergeordneten Wachbewußtsein.

Die neue Steuerung aus dem unendlichen Geiste

Wenden wir uns aus diesen einfachen Zuordnungen und Zusammenhängen dem neuen Bewußtseinsfeld der Spiritualität zu. Hier muß eine sorgfältige Unterscheidung gewahrt bleiben. Eine Praxis, die aus dem Geiste inspiriert ist und damit die reine Beziehung zum Leben, zu den Übungen und allgemein in allen Verrichtungen und Arbeiten, höher wertet, als eine seelenlose Technik, führt zu einem völlig neuen Verhältnis in der elektromagnetischen Energiehülle des Körpers. Mit der Hingabe des Körpers werden die körpereigenen Energien gleichzeitig in die Hände einer größeren, überpersönlichen und übersinnlichen Allmacht gelegt. Solange ein Yogaschüler noch für sich selbst ein bestimmtes Gefühl mit den Asanas erreichen möchte, bleibt er in den Dualitäten gefangen. Die höhere Musik der Seele bleibt ungehört. Durch Opferbereitschaft, die aus der Liebe zu Ihm, dem Allerhöchsten, erwacht, kann der Mensch die Energie nicht mehr für sich selbst nehmen. Er legt seine physische, mentale und energetische Hülle wie ein Kleid ab. Die Schwingung in den Chakras tritt mit dieser Praxis auf völlig neue Weise ein. Nicht mehr das einzelne Zentrum hat eine Bedeutung, sondern der ganze Mensch empfindet sich im Hineingestelltsein in den irdischen Raum als ein lichtes Wesen. Die Hypophyse verliert als die oberste Steuerungszentrale ihre Bedeutung. Das gewöhnliche Wachbewußtsein des Tages erhellt sich mit einem unbeschreiblichen inneren Schimmer. Die Zirbeldrüse, die bei den Menschen in der Regel verkalkt, übernimmt von einer höheren Ebene die Gesamtsteuerung des ganzen Drüsensystems und damit der Chakras.

Wohlgemerkt dürfen die einzelnen Begebenheiten nicht zu sehr in der leiblichen Gestalt, in den Hormonen oder im Blute gesucht werden. Das geistige Leben ist frei von der Leiblichkeit. Es schafft sich einen Abdruck im Körper, jedoch spielen die Töne des Geistes eine solch feine Melodie, daß sie in den äußeren Schwingungen des Leibes gar nicht unbedingt gehört, bzw. wahrgenommen werden können. Der Beginn einer neuen Steuerung setzt meist unbemerkt vom subjektiven Bewußtsein ein. Die ersten subtilen Wahrnehmungen flammen im Herzen aus. Das Herz, das auch der zwölfblättrigen Lotusblume entspricht, beginnt in inniglicher Feuersglut zu brennen. Das ganze Leben mit seinen dualistischen Wichtigkeiten wird für Stunden als unwichtig, nichtig, belanglos, vergänglich empfunden. Ein ganz neues Selbst verkündet in der lichten, unaussprechlichen Wahrheit seine Ankunft.

Ein weiteres Beispiel zeigt den körperfreien Bezug der feinstofflichen Energien im Äther. Das neue Selbst leuchtet wie ein Morgenstern in den innersten Kammern des Herzens, aber es ist nicht das physische Herz selbst. Sein Wesen ist unendlicher

Geist, ein geheimnisvolles Weben in der unmittelbaren Gegenwart des Lebens. Wie leicht könnte dieses ewige, unsichtbare Wahrheitsfühlen Trugschlüssen unterliegen? Wie leicht könnte das emotionale Körperbewußtsein in seiner innerlichen Sehnsucht nach Sympathie das wahre Selbst vertuschen, es aus Unachtsamkeit auf gebundene Ebenen degradieren? Das Selbst im Geiste und im Leben des heiligen Äthers bleibt erhaben, als eine reine übersinnliche Wahrheit. Sie ist der Welt des Körpers fremd, ebenso den Gedanken, Emotionen und sinnlichen Eindrücken des Bewußtseins. Der Christus kam in die Welt, sein reiner Liebesgeist erfüllte seinen ihm gegebenen Körper und darüber hinaus die ganze Erde, mit all ihren Erscheinungsformen. So lebt der Geist in der Erde, im Fleisch und Blute, doch er selbst ist mit seinem ewigen Charakter der übersinnlichen, heiligen Sphäre des Äthers zugehörig.

Das Bild der Kundalini Shakti

Das System der sieben Chakras wird in den verschiedenen Schriften über Yoga bildhaft dargestellt. Nadis sind die feinen astralen Kanäle, die mit den Chakras in Verbindung stehen und die Energie vom Zentralkanal ausgehend in die Peripherie des Körpers leiten. Alle Zentren und Kanäle sind für das physische Auge unsichtbar. Sie sind aber real im feinstofflichen Astral- und Ätherleib angelegt. Die Hypophyse und die Schilddrüse weisen eine nahe Verbindung zum Astralleib auf, jenem Leib, der mit der kosmischen, astralen Gestirnswelt in Verbindung steht. Ab dem Herzlotus nach unten sind die Zentren im subtilen Lebensgefüge des Äthers angelegt. Die stärksten Übungen, Energien in den Chakras zu erwecken, sind die Pranayamaübun-

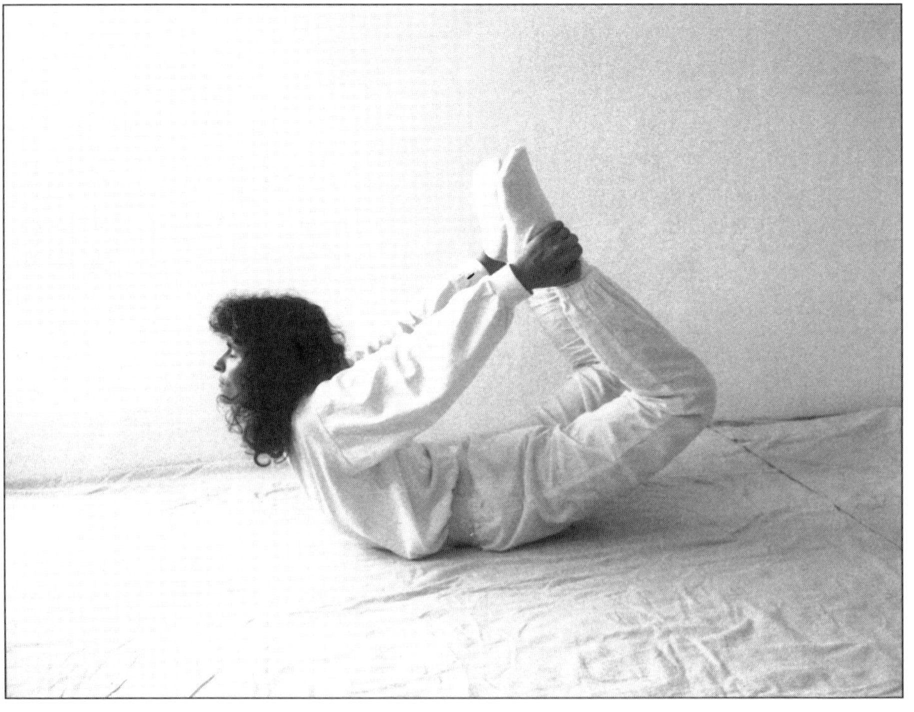

Die Yogaübungen wirken differenziert auf die einzelnen Energiezentren. Wird der Bogen richtig aus der Wirbelsäulenmitte gespannt, belebt sich auf einfache Weise der Energiefluß in den unteren Chakren .

gen. Pranayamaübungen verlängern den natürlichen Atemrhythmus auf ein fünf- bis zehnfaches Niveau. Das lange Anhalten des Atems bewirkt eine innere Aufladung der feinstofflichen Zentren.

Das indische System lehrt in den verschiedenen Hatha-Yoga-Schriften die Lehre von der Kundalini Shakti, die göttliche Schlangenkraft. Sie ist die weibliche Form der Energie, die am unteren Chakra als eine dreieinhalbmal zusammengerollte Schlange schlafend wartet, bis sie durch den Herrn Shiva aufgeweckt wird. Der wichtigste Energiekanal ist die Sushumna Nadi, das Innere des Rückenmarks. In diesen zentralen Kanal soll die erwachende Kundalini eindringen und Chakra für Chakra nach oben steigen, bis sie sich mit ihrem Herrn Shiva im tausendblättrigen Lotus des Schädeldaches vereint. Der Yogi erreicht das höchste Bewußtsein. Pranayamaübungen werden meist mit dem Hintergrund praktiziert, die Kräfte des Muladhara Chakras zu aktivieren und damit das göttliche Bewußtsein zu erlangen. Das Erwachen zur göttlichen Einheit wird vom menschlichen Verstande durch dieses aus der indischen Mythologie stammende Bild jedoch oft mißverstanden. Der Weg der Schlange scheint von unten nach oben zu erfolgen. Der Mensch verfällt allzu leicht der Verführung, dieses Erwecken der Kundalinikraft im Körper zu suchen, um damit aus dem Niedrigen des Körpers in das Höhere des Geistes zu gelangen. Das erhabene geistige Leben ist der Anfang und das Ende, die Quelle des Lebens und des Bewußtseins. Eine Trennung existiert nur in der menschlichen Vorstellung,und daher glaubt das unerleuchtete Bewußtsein, es müßte einen Aufstieg vom Niedrigen in das Höhere aus dem Körper geben. Die Seele, die sich zu der übersinnlichen und überpersönlichen Ebene Gottes erhebt, fügt sich aus der rein geistigen Substanz des Äthers zusammen, sie ist von Anfang an rein. Das vollkommene Leben bedarf keiner Entwicklung. Die geistige Schulung lebt aus der Wahrheit des Geistes. Aufstieg wie auch Abstieg gibt es nur im menschlichen, begrenzten Bewußtsein. In der reinen Ebene des Äthers existiert das hohe Gesetz der Hingabe. Hingabe und Wahrheit fügen sich zu einer Einheit.

Beginnt man seine Übungspraxis mit Asanas und Pranayama in Liebe, sind die Fortschritte des Sadhana sehr schnell. Alle Kraft und alles Leben kommen durch das eine Leben, das am Anfang bei Gott war und Gott selbst ist. In Ihm befindet sich das reine Leben und in Ihm erfüllt es sich in Seiner Vollkommenheit. Die höchste Stufe der Meditation ist reine Gnadengabe. Erwacht nur eine Ahnung von der göttlichen, alles in sich vereinenden Macht des Herrn, so wird das Leben zu Hingabe, zu Bhakti. Der Weg beginnt aus dem reifen Verstehen und der achtsamen Liebe aus dem Geiste und folgt bildhaft von oben nach unten.

Das Bild der Chakras und der schlafenden Kundalini Shakti, die auf ihre Erweckung wartet, haben Menschen gezeichnet. In der indischen Kultur ist die Darstellung des im Lotussitz ruhenden Yogis, der seine Chakras durch Meditation aktiviert, bekannt geworden. Es sind Bilder, von Menschenhand gezeichnet und von menschlicher Vorstellung geprägt. Der Europäer muß mit diesen Bildern vorsichtig umgehen. Allzu leicht neigt er zu einem verstandesmäßigen Erfassen der Tatsachen. Das Denken und Fühlen eines Inders kann mit dem eines Europäers nicht verglichen werden. Beginnt der Europäer die Kundalinikraft durch Körper-, Atem- und Suggestionsübungen zu erwecken, fällt er allzu leicht tiefer in die Abhängigkeit seiner persönlichen Gedankengebäude. Er praktiziert aus einer ungeahnten Versuchung, da er die Wahrheit im Geiste für sich nehmen möchte, anstatt sie zu verehren und zu warten, bis die Zeit zum wirklichen Erwachen gekommen ist. Die Geduld, die man im Yoga aufbringen sollte, ja, um wirklich vorwärts zu kommen, aufbringen muß, bringt das geistige Leben in seiner kosmischen Unberührtheit erst einmal in ein leises Schwingen. Als Übender besitzt man noch gar nicht die physische, wie psychische Kraft, die hohen Energien der göttlichen Shakti auszuhalten. Wäre es möglich, die Prozesse mit eiserner Willenskraft direkt und unmittelbar mit Hilfe von Techniken und Übungen voranzutreiben, entstünde die Gefahr einer zwar nicht sofort bemerkbaren, doch stetig voranschreitenden Selbstzerstörung. Diese Selbstzerstörung kann aber nicht eine positiv-produktive Hingabe zum Leben hervorbringen, nicht eine höhere Wahrheitsliebe aktivieren, sondern verfällt in der Versuchung des Fleisches dem Gericht der Erde.

Das Gesetz, das der Mensch nach den Wertbegriffen von Gut und Böse geschaffen hat, weist großes Leid und viele Mängel auf. Durch die Erfahrungswerte der spirituellen Schulung ändern sich die gesamten Wertbegriffe. Erwacht im Herzen des Menschen die mächtige Sehnsucht nach Gott, bleibt ihm keine Mühe erspart. Er muß sein ganzes Leben mit all seinen bisherigen Gewohnheiten völlig neu orientieren. Diese Neuorientierung betrifft die körperlichen und mentalen Wesenszüge. Aus der vollreifen Verantwortung und Klarheit muß der Mensch den Weg des Dienens und der Hinwendung beschreiten.

Der Heilige Franziskus befreite sich durch eine mutige Tat von seinem leiblichen Vater, der andere Erwartungen an ihn stellte. Wie die Geschichte erzählt, nahm Franziskus nach einem heftigen Streitgespräch seine Kleider, gab sie dem reichen Vater und ging nackt hinweg. Er sagte zum Abschied, er werde nicht den weltlichen Prinzipien nachfolgen, sondern dem Herrn Christi. Nicht seinen leiblichen Vater kann er als den wirklichen Vater annehmen. Sein Vater ist der Vater im Himmel, und sein Leben ist die geliebte Armut. So ging er in mutigen Schritten seiner Aufgabe entgegen. Sein leiblicher Vater, der auf öffentliches Ansehen großen Wert legte, erklärte vor dem Stadtrat, daß Franziskus mit diesem Benehmen nicht sein Sohn sei. Diese Geschichte erzählt, wie der Mensch ganz neue Prinzipien des Denkens, Fühlens und des Willens in sich aufnimmt und damit einem begnadeten Leben entgegengeht.

Dieses neue Leben wird anhand des Beispiels der Drüsen und der Chakras klarer verständlich. Alle Drüsen in der Tiefe des Bauchraumes arbeiten nach ihren eigenen Steuerungsgesetzen. Wenn es nun für die einzelnen Organe oder Gewebe notwendig wird, so schütten die Drüsen ihre Hormone in das Blut aus,und diese bewirken den notwendigen Ausgleich. Alle diese Vorgänge geschehen ohne die Beteiligung des menschlichen Bewußtseins. Somit geschehen auch alle Vorgänge in den Chakras auf der unbewußten Ebene. Der Körper gewinnt lediglich den Stellenwert eines Werkzeugs, das zur Erfüllung der Aufgaben und Arbeiten im Leben beiträgt. Ein wahrhaftiges, sinnerfülltes und wohlgesteuertes Dienen in selbstloser Hingabe bewirkt eine heilige Ausstrahlung in der Aura, dem umhüllenden Lichtkleid des Leibes. Wir wissen aus der Geschichte, daß die Körper der Eingeweihten und Heiligen nach dem Tode anderen Verfallsgesetzen unterworfen waren. Der Körper von Yogananda zeigte noch dreißig Tage nach dem Tod keinerlei Verwesungszeichen. Durch das innigliche Lichtwirken des Geistes verwandelt sich über sieben Jahre hinweg der gesamte Leib in ein Instrument, das sich den eigenen Willensteuerungen und Gedankenkräften entzieht und ganz zu einem Teil der irdisch webenden Lebensnatur wird. Jene Kräfte, die einen solch stark veränderten Leib aufrechterhalten, sind nicht mehr primär die Nahrungsmittel wie Brot, Milch und Gemüse, sondern die Wesen der heiligen Ätherwelt. So erwacht diese Einweihungsstufe aus dem Lebensgeist und versorgt aus dieser übersinnlichen, feinstofflichen Quelle, die noch freier ist als jegliches Bewußtsein zu erfassen vermag, den Leib mit seinen Organen und Gliedern. Das körperliche Leben umschließt der Lebensleib (Ätherleib), das geistige Leben erstrahlt im Lebensgeist (Buddhi).

Der Körper eines Menschen, der für andere lebt, der in sich den Geist und die Wahrheit Christi aufgenommen hat, besitzt in seiner äußeren Erscheinung einen anderen Charakter. Er ist viel weicher, zarter, gleich einem Kinde. Die Ausstrahlungen des Blutes in ihrer gebundenen Art treten gegenüber dem Lichtwirken, der reinen, hellschimmernden oder bläulich erfüllten Aura zurück. Dies kommt durch das Wirken eines ganz neuen Lebens im Geiste. Das neue Leben, das eine heilige Gnade darstellt, befreit aus dem Gesetz des Karma. Auf ganz einfache Weise richtet das Karmagesetz über die schlechten Taten eines Menschen, damit er reiner wird und das Leben einmal in der inneren Wirklichkeit erschauen lernt. Die Seele ist ein Lichtwesen, das unberührt von der Erde bleibt und sich immer wieder in einen Körper inkarniert, bis dieses Lichtwesen den inneren Lebensauftrag, den es als Keim in sich trägt, erfüllt. Alle äußeren Taten, die ein Mensch vollbringt, haben Folgewirkungen. Um die Reinheit der Seele in Erfahrung zu bringen, müssen alle Anhaftungen des Fleisches und falscher Mächte sündhafter Selbstidentifikation zurückweichen. Dann erst erfüllt sich die reine Liebe. Sie ist nicht im Körper, noch im persönlichen Leben möglich, sondern nur in Geist und Wahrheit. Der Lebensgeist ist die Wahrheit auf der Ebene des heiligen Äthers. Durch ihn wird die Erlösung zuteil. Durch ihn wird die Gnade des neuen Lebens offenkundig. Seine Geburt liegt nicht im Rade der Ver suchung und Sünde, das durch das Karmagesetz dem Menschen auferlegt ist.

In der gewöhnlichen Steuerung der Drüsen und der Energien der Chakras liegt auf subtile Weise das Keimgut des vergangenen Lebens aufgespeichert. In der wohldeterminierten Zeit brechen damit Schicksalsschläge und Krankheiten über den Menschen herein. Diese karmischen Mächte zerstören das schöne, bequeme Leben im irdischen Glück, damit die Voraussetzung für ein neues, reineres Dasein geschaffen wird. Der Körper ist ein Spiegelbild der gebundenen Kräfte und Mächte, die im Kampfe mit dem geistigen Leben stehen. Der Sieger in letzter Konsequenz, der alle Mächte des Schicksals und der Verzweiflung niederschlägt, ist das erhabene Selbst, das in einem neuen, nie gesehenen Kleide in das Haus eintritt. Der Mensch kennt dieses erhabene Selbst nicht. Denn das, was noch nicht geboren ist, kann er auch nicht kennen. Wird es aber geboren, so erkennt er in diesem neuen Leben die Erlösung und wird frei von allen Schicksalsmächten.

Dieses neue Leben besitzt nicht die geringste Identität mit den alten Bewußtseinsformen und Erfahrungswerten. “Nicht ich bin es, sondern er ist es in mir “ wird jener sprechen, der es in der Erfahrung der Gnade erlebt. “Herr, Du allein bist es”. “Zertrete mich, oh Herr, mach mich zu Staub”, damit Du allein wirken kannst.

Das Verdauungssystem

Einfacher Überblick über die Verdauung

Das Verdauungssystem in der tiefen Region des Bauchraumes ist das innere Kommunikationslaboratorium des Menschen. Die äußeren Ebenen der Beziehungen, die im unbewußten, treibenden Lebensstrom bestehen, finden ihr Spiegelbild in den Rhythmen der Verdauung wieder. Alle, zum Teil recht bedeutungslosen Wechselspiele des Lebens, bewirken je nach Maß und Sinngehalt Ordnung mit Harmonie oder Unordnung mit Beschwerden und Krankheit. Sehr nervöse Menschen, die von Angst und Unruhe geplagt sind, werden allzu leicht auch an Verdauungsproblemen leiden. Kummer, Sorgen, Spannungen und Konflikte schlagen sich mit differenzierten Erscheinungen auf die einzelnen Organe nieder.

Das Verdauungssystem ist das Zentrum des Stoffwechsellebens. Das Stoffwechselleben, wie es von der Natur her angelegt ist, ist ein reines Leben, das makellos funktionieren könnte. Nur das unruhige Gemüt des Menschen beeinträchtigt über das Nervensystem die Verdauungstätigkeit. Die Disharmonie entsteht nicht von den Bauchorganen, sondern von den Nerven, die wiederum vom Gemüt des Menschen abhängig sind.

Die Mundhöhle bildet den Anfang des gesamten Systems. In ihr wird der erste Vorgang der Nahrungszerkleinerung und Kohlenhydratverdauung eingeleitet. Drei große Drüsen in der Mund-Rachenregion produzieren täglich 1,5 l Speichel, der neben Schleim auch das kohlenhydratspaltende Enzym Ptyalin enthält. Die Stärke (Kohlenhydratketten) wird dadurch in kleinere Zuckerteile zerlegt. Durch den Schleimgehalt erhöht sich die Gleitfähigkeit des Bissens, außerdem wirkt der Speichel in geringem Grade antibakteriell. Nach dem Mund passiert der Speisebrei den Rachen, gelangt in die Speiseröhre und schließlich in den Magen, der sich im linken Oberbauch befindet. Dort wird die Speise gesammelt, durchmischt und mit Magensaft versetzt. Durch die Füllung des Magens entsteht ein Dehnungsreiz, der über den Nervus Vagus die Verdauungsvorgänge weiter fortsetzt. Dem Magen obliegt in erster Linie die Eiweißverdauung. Bis zu drei Liter Magensaft werden täglich produziert, der neben Enzymen zur Verdauung auch Schleim, Salzsäure und den lebensnotwendigen Intrinsic Faktor enthält. Dieser ist wichtig für die Aufnahme von Vitamin B 12, zur Aufrechterhaltung des blutbildenden Systems. Sowohl durch den mechanischen Dehnungsreiz, als auch über den Nervus Vagus wird das Hormon Gastrin, das die Magenaktivität fördert, im Dünndarm freigesetzt. Sein Gegenspieler ist das Enzym Sekretin, das hemmend auf das Geschehen wirkt, wenn die Eiweißverdauung abgeschlossen ist. Gastrin stimuliert die Freisetzung von Salzsäure im Magen, das die unwirksamen Vorstufen des eiweißspaltenden Enzyms Pepsin aktiviert und das entsprechend saure Milieu für die Pepsinwirksamkeit schafft. Außerdem wirkt sie antibakteriell. Die Schleimanteile des Magensaftes überziehen die Magenwand zum Schutz vor Selbstandauung durch die Salzsäure und Pepsin. Tritt der saure Speisebrei in den Dünndarm über, d. h. verändert sich dort der pH-Wert, werden reflektorisch die entsprechenden Verdauungssäfte aus Bauchspeicheldrüse und Galle aktiviert und gleichzeitig die Magenaktivität über Hormone gehemmt.

Die häufigsten Krankheitsbilder sind Gastritis (Magenschleimhautentzündung) und Ulcus ventriculi (Magengeschwür). Beide Krankheitsbilder entwickeln sich durch bestimmte Krampfzustände der kleinen Arterien unter dem Einfluß des autonomen Nervensytems, das im Ungleichgewicht arbeitet.

In den Zwölffingerdarm, der die Gestalt eines liegenden Hufeisens aufweist und den Kopf der Bauchspeicheldrüse umrandet, münden die Ausgänge der Gallenblase und der Bauchspeicheldrüse ein. Der Name Zwölffingerdarm bezieht sich auf seine Länge. In diesem Darmabschnitt werden die Verdauungsvorgänge fortgesetzt, so daß die dabei entstehenden kleinmolekularen Bruchstücke in den nachfolgenden Abschnitten überwiegend resorbiert werden können. Die Darmschleimhaut ist der Bildungsort verschiedener Hormone, die die Verdauung regulieren.

Die Bauchspeicheldrüse (Pancreas) produziert mehrere Enzyme, die für die Aufschließung von Eiweißen, Kohlenhydraten und Fetten notwendig sind. Sie müssen zum Teil durch Einwirkung anderer Substanzen erst noch im Darm in eine aktive Form übergeführt werden, um die Drüse vor Selbstandauung zu schützen. Das Sekret des Pancreas neutralisiert zunächst den sauren Speisebrei, wodurch ein günstiges Milieu für die Enzyme Trypsin und Chymotrypsin entsteht. Sie spalten Eiweiße in die kleinsten Bauteile, die Aminosäuren auf. Durch die Pancreasamylase wird Stärke in Einfachzucker zerlegt. Die Galle und die Pancreaslipasen dienen der Fettverdauung. Sie spalten Fette in Fettsäuren und Glyzerin. Nachdem die gesamten Stoffe der Nahrung weiter abgebaut worden sind, erfolgt die Aufnahme durch die Darmschleimhaut.

Das Verdauungssystem beginnt in der Mundhöhle und endet mit dem Dickdarm. Der Dünndarm ist der längste und wichtigste Abschnitt des großen Weges, den die

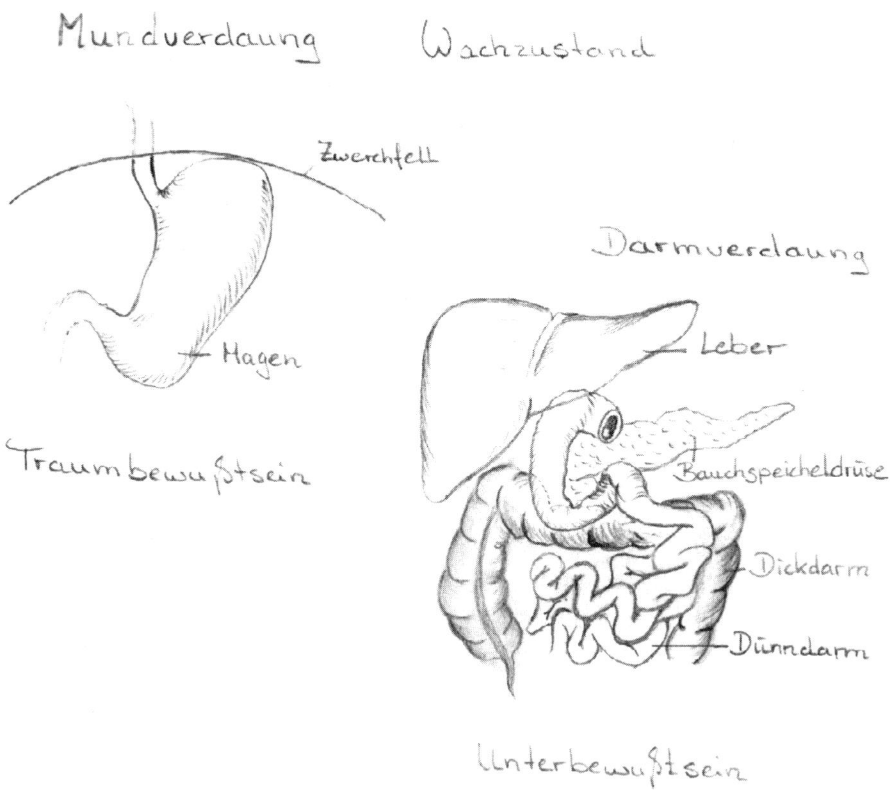

Nahrung durch den Körper zu passieren hat. Er ist etwa vier Meter lang. In der zweiten Hälfte des freien Dünndarms findet man reichlich Lymphfollikel, welche für die Abwehrkraft des Körpers eine sehr wichtige Bedeutung haben. Arbeiten diese Lymphfollikel entsprechend ihrer Funktion, besteht eine natürliche Kraft und Ruhe in der Persönlichkeit. Bei Schwäche dieses Abschnitts neigt der ganze Körper zu kränklichem Befinden, Müdigkeit und Unruhe.

Der Dickdarm hat eine Länge von bis zu zwei Metern. Er umrahmt den Dünndarm mit einem aufsteigenden, einem querliegenden und einem absteigenden Abschnitt. Durch starke peristaltische Bewegungen vermischt er die verbleibenden, nicht verwertbaren Überreste und Abbauprodukte. Vor der Ausscheidung entzieht er dieser

Masse das Wasser, um es dem Körperkreislauf wieder zuzuführen. Wie eine größere Ortschaft ein eigenes Verkehrsnetz benötigt, braucht das Verdauungssystem als das Zentrum des Stoffwechsels einen eigenen Blutkreislauf. Dieser zweigt von der Baucharterie des großen Kreislaufs ab. Er wird Pfortaderkreislauf genannt. Zunächst strömt das arterielle Blut zum Dünndarm. Von dort transportiert es die Nährstoffe über die Pfortader direkt zur Leber. Über die Lebervenen gelangt das Blut wieder zurück zur unteren Hohlvene und über diese zum Herzen.

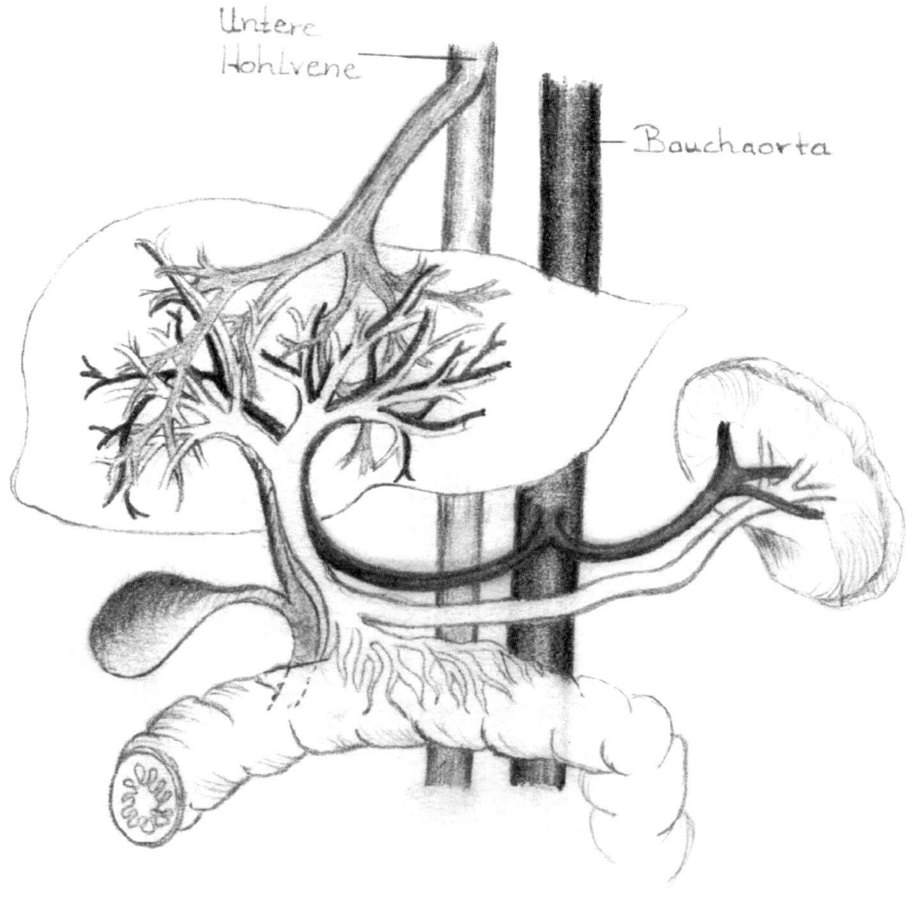

Die Milz und der innerleibliche Rhythmus

In dieses, dem großen Kreislauf angeschlossene Blutsystem, mündet auch das Venenblut der Milz ein. Dieses Organ steht mit dem Verdauungssystem durch den Blutkreislauf in Verbindung. Die Milz aber ist wie ein entlegener Ort, sie ist nicht das Zentrum, sondern eine Außenstelle. Das Zentrum des Stoffwechsels ist die Leber. Die Milz, die wie ein endendes Gleis noch mit dem gesamten Stoffwechselleben in Verbindung steht, hatte in der Anschauung älterer Mediziner eine geheimnisvolle Bedeutung. Die übergeordnete Aufgabe der Milz, die ein Lymphorgan ist, liegt in der Eingliederung des äußeren, menschlichen Rhythmus in den inneren, gegebenen Rhythmus der Organe. Ein kleines Beispiel kann die Bedeutung der Eingliederung von Rhythmus erklären. Die Belegschaft eines Krankenhauses muß gezielt eingeteilt sein. In der Nacht sind Nachtschwestern und ein dienstbereiter Arzt tätig. Am Tag sind mehrere Schwestern, Hilfspersonal und Ärzte für Untersuchungen und die Versorgung der Patienten anwesend. Ein Plan muß eingeteilt sein, um ein gutes Funktionieren zu gewährleisten. Der Plan muß den inneren Umständen und Bedürfnissen angepaßt sein. Er darf nicht durcheinandergeraten. Sind viele Patienten zu betreuen, muß die Belegschaft mehr arbeiten. Der innere Rhythmus wird von der unbedingten Notwendigkeit der klinischen Versorgung bestimmt. Er entspricht den existentiellen Bedürfnissen der Patienten. Der äußere Rhythmus entspricht der Belegschaft. Diese muß sich zum einen den Bedürfnissen der Patienten anpassen und zum anderen eine sorgfältige Einteilung bewahren. Nicht alle Patienten können vom Dienstpersonal gleichzeitig versorgt werden. Im Krankenhaus bestimmen die Oberschwestern und diensthabenden Ärzte die Einteilung. Im Körper vermittelt die Milz zwischen den inneren Organbedürfnissen und den äußeren Rhythmen der Nahrungsaufnahme. Da man in unserer Zeit gewohnt ist, nach Lust und Laune zu essen, stört man jegliche rhythmische Ordnung. So ist die Milz bei fast allen Menschen chronisch überbelastet. Das ganze Abwehrsystem wird dadurch geschwächt.

Die Milz liegt im linken Oberbauch, seitlich hinter dem Magen. Sie ist auch zu ertasten, wenn man mit den Fingern unmittelbar vor den Spitzen der fliegenden Rippen unter den Brustkorb greift.

Die Bedeutung der Leber

Die Leber ist das zentrale Organ des Verdauungsapparates, das große Laboratorium des Körpers. Ohne Leber kann der Mensch nicht existieren. Es zählt dieses vom Gewicht her schwerste Organ neben der Lunge, dem Herzen und den Nieren, zu den wichtigsten Organen des Körpers. Der Name Leber hängt sehr nahe mit dem Wort Leben zusammen. Die Leber liegt unmittelbar unter dem Zwerchfell, mit ihrer Hauptmasse im rechten Oberbauch. Sie besteht aus zwei großen Lappen, von denen der rechte der größere ist. Der linke Lappen reicht noch bis zum linken Bauch hinüber in die Nähe des Magens. Die zwei Lappen lassen sich in Segmente und diese wiederum in viele Leberläppchen unterteilen, in deren Mitte immer ein Sammelgefäß verläuft, die Zentralvene. Das im Läppchen aufgearbeitete Blut fließt von dort über größere Gefäße zur Lebervene, die das Blut über die untere Hohlvene zum Herzen weitertransportiert. In der sogenannten Leberpforte, die wie ein kleiner Innenhof ist, münden die verschiedenen Blutgefäße ein, die Gallengänge und Lymphgefäße treten aus. Sowohl aus dem rechten wie auch aus dem linken Leberlappen geht ein großer Gallengang hervor; diese vereinigen sich und münden in die Gallenblase.

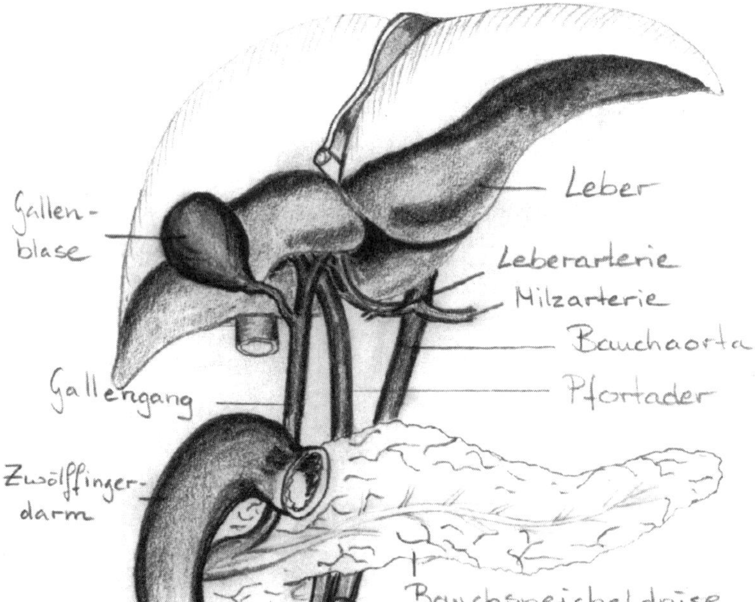

Die Galle ist das Marsorgan des Menschen. Schäumt das Temperament des Menschen mit aufbrausender Wut über, so hat man es mit den Strahlkräften dieses Organs zu tun.

Die Funktionen der Leber lassen sich in zwei große Gruppen unterscheiden: Aufbauleistung und Reinigung. In 24 Stunden wird kontinuierlich etwa ein Liter Galle produziert, aber nicht direkt an den Darm abgegeben. Wird im Zwölffingerdarm keine Galle zur Fettverdauung benötigt, ist die Mündung des Gallenganges in den Darm verschlossen. So gelangt sie zunächst in die Gallenblase, wo sie eingedickt und gespeichert wird. Zur Verdauungsaktivität kontrahiert sich die Gallenblase und gibt ihren Inhalt portionsweise in den Dünndarm ab.

Durch die Galle wird die Fettverdauung und die Ausscheidung von Toxinen und Bilirubin ermöglicht. Beim Abbau von roten Blutkörperchen in der Leber entsteht die Vorform des Gallenfarbstoffs Bilirubin. Dieser wird mit der Galle ausgeschieden; im Darm erfolgt unter Einwirkung von Darmbakterien ein weiterer Abbau zu Urobilinogen. Die verschiedenen Abbauprodukte werden im unteren Dünndarm und im Dickdarm teilweise wieder resorbiert und über die Pfortader der Leber zugeführt. Danach erfolgt ein erneutes Ausscheiden über die Galle (Bilirubinkreislauf). Der kleinere Anteil wird unter Wasserentzug zu Urobilin verwandelt und über den Darm und die Nieren ausgeschieden.

Die Leber hat eine Schlüsselrolle im Eiweißstoffwechsel. Unbrauchbare Proteine werden in Aminosäuren gespalten, die dann wieder zum Aufbau wichtiger körpereigener Eiweiße dienen. Eine weitere Aufbaufunktion hat die Leber in Bezug auf Kohlenhydrate. Die Glukose (Zucker) aus der Verdauung wird in die Speicherform Glykogen umgewandelt, das dann in der Leber gelagert wird. Überschüssige Glukose wird als Speicherfett gestapelt. Je nach Bedarf können diese Speicherformen dem Körper wieder zur Verfügung gestellt werden. Während des embryonalen Lebens dient die Leber zur Blutbildung. Die komplizierten Vorgänge, die zur Blutgerinnung notwendig sind, finden in der Leber unter Mitwirkung von Vitamin K ihren Ausgang.

Neben diesen aufbauenden Eigenschaften erfüllt das Zellgewebe des Organs eine umfassende reinigende Funktion für das Blut und für die Harmonie des Körperhaushaltes. Diese besteht in der allgemeinen Entgiftung von Hormonen, Abbau von Medikamenten und körperfremden Substanzen. Der Harnstoff ist das Endprodukt des Eiweißstoffwechsels. Bei der Arbeit der Leber fällt dieser Stoff reichlich an und wird über den Blutweg zur Niere gebracht, um dort ausgeschieden zu werden. Eine weitere Funktion, die der Reinigung entspricht, ist die spezifische Abwehrkraft, die in den Kupferschen Sternzellen liegt. Diese Zellen bilden Antikörper und beteiligen sich an der Zerstörung überalterter roter Blutkörperchen.

Die Leber ist wie ein großer Gartenteich. Dieser benötigt ständig frisches Wasser, damit das alte Wasser nicht abgestanden und trübe wird. So ist dieses Organ ein aktives Stoffwechselorgan, das mit den verschiedenen Aktivitätsleistungen des Menschen in unmittelbarer Verbindung steht. Der Besitzer des Teiches muß regelmäßig die Oberfläche von Blättern und anderen Stoffen reinigen. Er schöpft das Laub von der Oberfläche, damit diese wieder klar hervortritt. Die Leber reinigt sich durch die edle Haltung des Menschen zu seiner Umgebung und zu den Mitmenschen.

Der Stoffwechsel arbeitet intelligent und autonom. Störungen in dem großen Laboratorium der Leber sind bei den Menschen unserer Zeit sehr häufig, sie treten bei fast jedem auf. Wo liegt die Ursache der vielen Störungen? Hautkrankheiten sind meist leberbedingt. Müdigkeit und verstärkte Neigung zu Kränklichkeiten sind Zeichen von Stoffwechseldisharmonien. Die Hepatitis, eine schwere Viruserkrankung des Leberparenchyms tritt häufig auf. Aber auch ohne nachweisbare Infektion reagiert bei vielen Menschen die Leber auf die gegebenen Umstände mit hepatitischen Tendenzen. Der gestörte Leberstoffwechsel läßt sich, solange die pathologische Auswirkung noch keinen Ikterus (Gelbfärbung der Haut durch Bilirubin) zeigt, medizinisch schlecht nachweisen. Die Psyche des Menschen aber verrät die innere Situation. Das Wesensmerkmal der Leber ist die Depression oder in mancherlei Hinsicht die Manie. Eine depressive Gemütsstimmung zeigt sich recht deutlich im Umgange mit der Realitätsebene der Zeit. Manche Menschen haben immer Terminschwierigkeiten. Sie haben keine Zeit. Andere dagegen wissen nichts Rechtes mit ihrer gegebenen Zeit anzufangen. So erscheint das Leben mit seinen Bedingungen wie eine trostlose Wanderung über öde Felder und Hügel. Freude und Wärme, Ruhe und Gelassenheit, Erfüllung und Kraft, all jene tiefen Stimmungen der Seele, die in Wachheit der Gegenwart existieren, fehlen. Alle Kräfte, die lebendig wie das sprudelnde Wasser einer Bergquelle sind, kommen aus dem Leben selbst. Doch das belastende, ja erstickende Hindernis ist die Zeit.

Das Leben ist Gott. So ist die Quelle Gott selbst. Diese lebt im Menschen durch sein Ich-Selbst. Fehlt ihm aber die Religion im Herzen, so kann er diese Quelle durch keine Methode in der Welt finden. Er empfindet die Zeit entweder als zu knapp, oder aber als eine Belastung. Er erwartet vom Leben alles und vergißt seine Schuld, die er mit der Berechtigung des Hierseins vom Leben selbst aufgenommen hat. Er sieht nicht die Pflicht und den Dienst, da er selbst beständig auf der Suche nach einer nicht auffindbaren Lebenserfüllung ist. Die Freude und Erfüllung wäre so groß, wenn der Mantel des Begehrens abgelegt und das weiße Kleid des Gebens, in Reinheit und Liebe zu Gott, angezogen werden würde. Die Macht des Begehrens ist gerade auf der Ebene der Kommunikation am größten. Wie ein reißender Fluß möchte das Begehren den Menschen, der den Weg zu Gott wählt, von seinem Ziel wegtreiben. Die Verführung ist deshalb so groß, da das menschliche Gemüt die Neigung in sich trägt, in der Gemeinschaft Geborgenheit zu suchen. Allein in Gott kann wahre Geborgenheit und wahrer Friede gefunden werden. Ein Schwimmen gegen den Strom des eigenen Begehrens ist jeden Tag notwendig. Dadurch findet das Gemüt Frieden und die Kommunikation zu den Mitmenschen wird auf höherer Ebene geordnet.

Um die Heilwirkungen des Yoga auf die Organe des unteren Bauchraumes zu verstehen, muß nochmals auf die wesentliche geistige Bedeutung des Systems hingewiesen werden. Das Verdauungssystem empfängt alle Impulse, die durch die menschliche Kommunikation entstehen. Die Pflege einer natürlichen Verbindung zu den Mitmenschen und Angehörigen bewirkt physische und mentale Entspannung. Die vegetativen Nerven, die im wesentlichen die Verdauungsorgane steuern, kommen in Harmonie. Dadurch lösen sich die vielen Spannungen, Ängste und Verkrampfungen auf, die meist im Verdauungssystem Störungen verursachen, und die gesamte Vitalität und psychische Wachheit kann erst auf dieser Grundlage in Harmonie mit der Reifeentwicklung des persönlichen Daseins erfolgen.

Das Lymphsystem in Abhängigkeit von der Leber

Neben dem Blutkreislauf existiert im Körper ein zweites, Transportsystem für Flüssigkeiten, das Lymphsystem. Die Leber ist der Herr des Stoffwechsels, ihre Aktivität bestimmt die Leistung des Lymphsystems. Die Lymphe entstammt der Blutflüssigkeit und kehrt schließlich wieder in sie zurück. Zum Zwecke des Stoffaustausches und der Gewebeernährung wird Blut aus den Kapillaren ins Gewebe abgegeben und teilweise wieder resorbiert. Der verbleibende Rest wird von den Lymphgefäßen aufgenommen. Diese Flüssigkeit enthält viele weiße Zellen, die Lymphozyten, die Antikörper gegen Erreger produzieren, sowie Fette und andere Verdauungsprodukte. So hat die Lymphe ernährende und reinigende Funktion. Außerdem stellt sie ein Reservoir und ein Transportsystem für die weißen Blutkörperchen dar. Die Lymphe ist damit ein wichtiger Bestandteil des Abwehrsystems, durch den Gehalt an Lymphozyten. Die Lymphe verläuft häufig in der Nähe des Blutsystems. Ihre Gefäße, mannigfaltig in ihrer Art, sind wie Hofdiener des Hofherren, der Leber. Sie vergrößern sich von den Kapillaren bis zu den Lymphstämmen, bis sie schließlich über einen großen Kanal - den Milchbrustgang - in der Nähe des Herzens in die Brustvene einmünden. Über den Blutweg gelangt sie zur Leber, wo eine Aufbereitung der Bestandteile erfolgt. Innerhalb des Lymphsystems sind verstreut Lymphknoten zwischengeschaltet. Sie wirken als Filter und sind die wichtigsten Orte für die Bildung von Lymphozyten. Anhäufungen dieser lymphatischen Organe finden sich im Halsbereich, in den Achselhöhlen und den Leisten, in den Gliedmaßen und nahe der inneren Organe. Sehr viele Lymphknoten sind im unteren Abschnitt des Dünndarms, in den sogenannten Peyerschen Plaques. Zu den lymphatischen Organen, die an der Körperabwehr maßgeblich beteiligt sind, zählen auch die Milz, die Thymusdrüse, die Mandeln und der Appendix des Blinddarms.

Liegt im Körper eine Entzündung oder eine Infektion vor, erhöht sich die Tätigkeit in den Lymphknoten drastisch. Die Lymphozyten vervielfachen sich und gelangen über den Blutweg an den Ort des Geschehens. Dadurch vergrößern sich die Lymphknoten zu einer schmerzhaften Schwellung.

Allgemein fördern die Körperübungen wie auch die Atemübungen ein lebhaftes und gesundes Fließen der Körperflüssigkeiten. Wie bei einem Schleusentor, das geöffnet wird, gelangt der Lymphstrom durch die Gewebe und reinigt sie von Schmutz und überalterten Stoffen. Die meisten spannkräftigen Asanas, wie z. B. die Kopf-Knie-Stellung, der Bogen, das Kamel und das Dreieck, haben eine belebende Wirkung. Überbelastete Körperregionen werden entlastet und zu wenig versorgte Gebiete besser durchströmt. Das Üben der Asanas stellt eine einfache Form zur Aktivierung und damit Regenerierung des Körpergewebes dar. Schwieriger als diese körperliche Aktivität ist die seelische Arbeit, die ein inneres Aufschwingen bedeutet. Wird sie tatsächlich mit Bewußtsein geformt, werden die Organe und deren Strahlkräfte verändert.

Wie ein Unternehmen immer von der Führungskraft des obersten Herrn abhängig ist, liegt die Gesundheit der Lymphe in der Gesundheit der Leber. Ist die Leber in ihrer aufbauenden oder reinigenden Funktion gestört, verlangsamt sich der Strom in den Lymphgefäßen. Müdigkeit, Schwere und häufige Kränklichkeiten zeigen ihr Gesicht. Die Ursache dieser Schwere liegt in der seelischen Passivität, die meist mit körperlicher Inaktivität einhergeht. Nicht oft genug und nachdrücklich kann die Wichtigkeit der richtigen Aktivität betont werden. Um diese noch einmal zu verdeutlichen, sei ein Vergleich geschildert: Ein Versicherungsvertreter war bei seinen Kollegen und vor allem bei den Vorgesetzten recht unbeliebt, bei den Kunden aber hatte er ein besonderes Ansehen. Als man ihn fragte, wie er seine Arbeit gestalte, gab er zur Antwort: "Heute braucht der Mensch höchstens eine Versicherung für Arzt, Zahnarzt und Krankenhaus, selten nur benötigt er eine Rechtsschutz- oder Haftpflichtversicherung. Deshalb gehe ich zu meinen Kunden und rede ihnen die Versicherungen im allgemeinen aus, statt ihnen Ängste vor der Zukunft zu machen und ihnen alle erdenklichen und absurden Versicherungen aufzudrängen. Meine Kunden mehren sich von Woche zu Woche, da ich sie im Glauben und Vertrauen zu dem Leben stärke. Aus dieser menschlichen Fülle heraus bleiben immer noch so viele Möglichkeiten des Versicherungsabschlusses in sinnvoller Hinsicht, daß es auch mir an Einkommen nicht mangelt."

Dieser Mann hatte im Leben den Mut gefunden, auf die ethischen Prinzipien zu vertrauen und die Arbeit als wirklichen Dienst zu sehen. Seine Ausstrahlung war heiter und voller Wärme. Das ganze Leben erfordert eine gesunde Beurteilung und den Mut, nach den erkannten Prinzipien zu handeln. Gerade das praktische Leben bietet viele Möglichkeiten zu Erkenntnissen und Wandlungen im Sinne eines Selbstwerdeprozesses. Jeder Tag erfordert Wachheit im Denken, Innerlichkeit im Fühlen und Mut im Handeln. Die Arbeit, die aus einer reifen Entscheidung im Sinne des selbstlosen Dienstes und im Einklange mit den Gesetzen einer humanen Ordnung getan wird, ist wahrer Gottesdienst. Auf dieser Grundlage entfaltet sich die spirituelle Meditationspraxis.

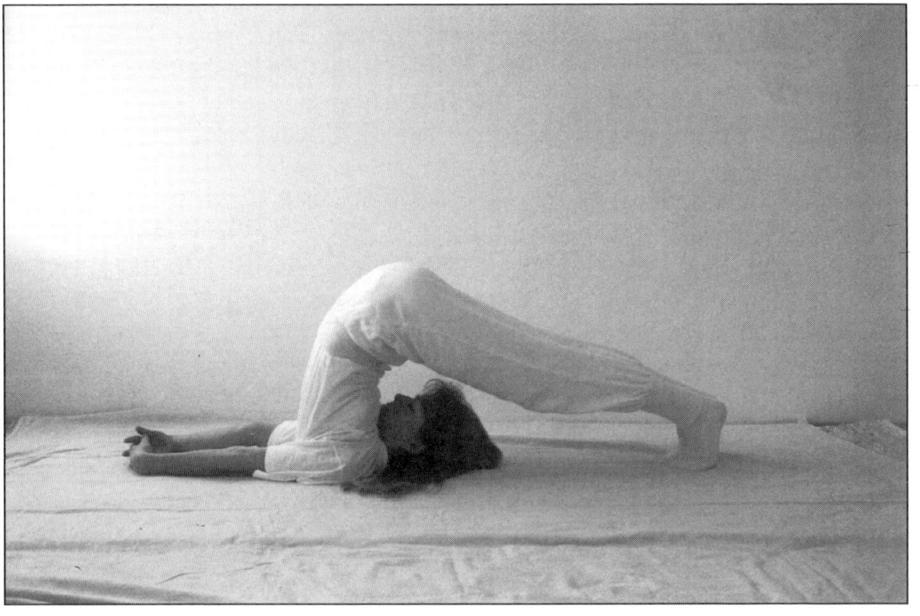

Eine Asana wird immer mehr zu einem tiefen Gebet, zur Besinnung, zur Meditation und schließlich zur Liebe selbst.

Die Nieren

Das Zeichen der Venus

Die Venus ist die Göttin der Liebe. Ihre edlen Eigenschaften finden sich in Häuslichkeit, Wärme, Fürsorge, Sinn für Ästhetik, Zärtlichkeit und einfühlsamer Liebe. Im Sprechen drückt sich die einfühlsame, gebende Liebe, die von Herz zu Herz gerichtet ist, am deutlichsten aus. Wahre Liebe ist unabhängig vom eigenen Wesen. Sie ist anmutig durch ihre Reinheit. Worte, die im Sinne der reinen Liebe gesprochen sind, vermögen das Herz des anderen für das hohe kosmische Leben zu öffnen. Sprechen für andere bedeutet reines Geben. Die Worte der reinen Liebe sind unabhängig von den persönlichen Gefühlen und der eigenen Kleingläubigkeit. Unberührte Schönheit lebt in der reinen Sprache. Das feine Wesen der Liebe im Zeichen der Venus spendet heitere Fröhlichkeit. Durch die Praxis des Yoga im Sinne einer geistigen Entwicklung werden die inneren Herzenseigenschaften durch die Hingabe an Gott gefördert. Jener, der Yoga leugnet und die Religion nicht in seine innere Mitte dringen läßt, kann nur von einer äußeren, weltlichen Liebe sprechen. Ihm sind die Tore der geistigen Wärme und der innersten Zartheit, die sich im Fühlen zu den Mitmenschen ausdrücken, verschlossen. Der Unterschied zwischen weltlicher Liebe und wirklicher gebender Liebe kann auch mit den Worten Gefühl und Empfindung charakterisiert werden. Das Gefühl beschreibt die weltliche, sinnengebundene Liebe, die auf Sympathie beruht und sehr schnell Veränderungen unterworfen ist. Die Liebe aber, die auf Empfindung beruht, trägt in sich die feine, zarte Rose der Verehrung und Achtsamkeit. Sie ist gebender Natur.

Aufbau und Funktion der Nieren

Die Nieren stellen unter dem Zeichen der Venus die vierte Gruppe der Hauptorgane des Körpers dar. Sie sind die wichtigsten Ausscheidungsorgane. Die Nieren reichen mit ihrer Spitze bis zum elften oder zwölften Brustwirbel, die Basis liegt auf Höhe des dritten Lendenwirbels. Die beiden großen, bohnenförmigen Organe befinden sich an der Körperrückseite außerhalb des Bauchfells. Auf Schlag, Druck und vor allem auf Kälte reagieren die Nieren sehr sensibel. Aus dem Nierenbecken entspringen die beiden Harnleiter, über die der Harn zur Blase gelangt, um dann ausgeschieden zu werden. Die Nieren sind von einem bindegewebigen Sack umgeben, unter dem sich eine Fettkapsel befindet. Dadurch werden die Nieren in ihrer Lage gehalten und vor Erschütterung und Kälte geschützt. Wird diese Fettschicht durch Unterernährung aufgezehrt, tritt eine abnorme Beweglichkeit der Nieren ein.

Ein Mittelschnitt durch eine Niere läßt das Nierenmark von der Nierenrinde unterscheiden. Das Mark enthält sehr viele pyramidenförmig angeordnete Kanäle, die einerseits Blut bis zur Rinde befördern und andererseits Blut und harnpflichtige Substanzen wieder in Sammelröhren zurückführen. Die eigentliche Funktionseinheit der

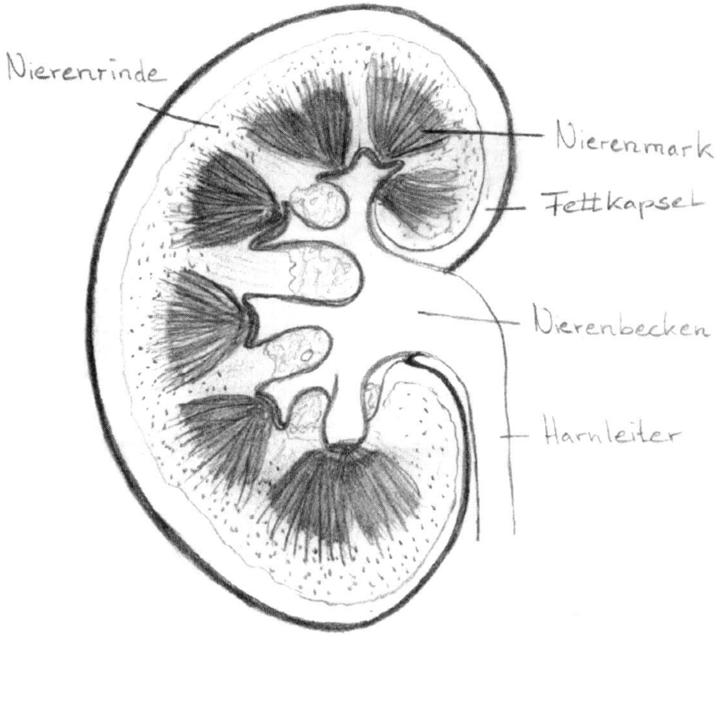

Nieren, die sehr wertvoll ist, da sie sich bei entzündlicher Zerstörung nicht neu aufbauen kann, ist die Nierenrinde mit den Glomeruli, den Nierenkörperchen.

Die beiden Nierenorgane müssen das Blut filtern und von harnpflichtigen Substanzen reinigen. Etwa 1.500 Liter Blut passieren täglich das Nierengewebe. Die Nieren werden von der Bauchschlagader über die Nierenarterien versorgt. Die physiologischen Funktionen der Nieren sind neben diesem Filterprozeß weiterhin: Regelung des Wasserhaushaltes, Herstellung eines Gleichgewichts im Salzhaushalt durch Zurückhaltung der Natriumsalze, Regelung des osmotischen Drucks in den Körperflüssigkeiten und Regelung des Säuren-Basen Gleichgewichts. Durch die Bildung entsprechender Salze können die Nieren auf die verschiedenen Verhältnisse im Körperhaushalt Einfluß nehmen.

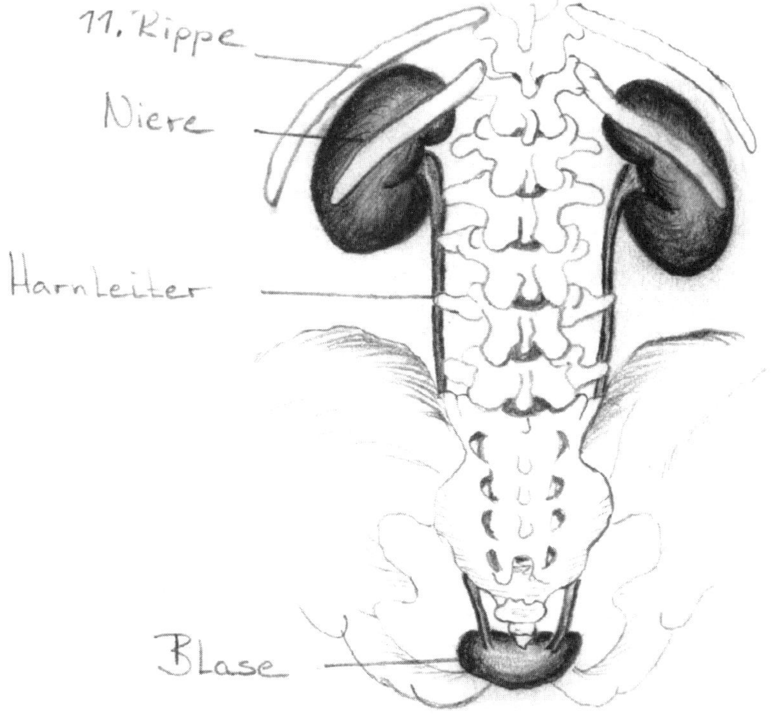

Die Nierenstrahlkraft

In den Organen des Bauchraums finden die verschiedensten lebenswichtigen Stoffwechselprozesse statt. Das Wachbewußtsein des Menschen kann die inneren Vorgänge in der Tiefe des Lebens nicht miterleben, noch kann es Einfluß auf sie nehmen. Die Nieren strahlen mit ihrer feinstofflichen Kraft über den ganzen Körper und beeinflussen damit das Wohlbefinden des Gemüts. Wenn ein Organ strahlt, so ist es selbst nicht direkt durch Schmerzen spürbar. Die Wirkungen erstrecken sich vor allem auf die übergeordneten Ebenen der Seelenkräfte. So stehen die Strahlkräfte der Organe in Verbindung mit der menschlichen Tatkraft und dem Gedankenleben. Cholerisch oder sanguinisch veranlagte Menschen neigen zu impulsiven Worten, zu schneller Begeisterung, zu Tatkraft und Überschwang. Das gesunde Mittelmaß wird von ihnen durch die Lebensgefühle der Sympathie in der Erregtheit des Nervensystems allzu leicht überschritten. Die Nieren strahlen infolge der nervösen Steuerung zu stark. Der Filterungsprozeß in den Organen findet dann mit einem Überdruck in den Gefäßen statt. Der Blutdruck steigt an. Der ganze Mensch unterliegt einer erhöhten Spannung. Im Äußeren erscheint die zu starke Nierenstrahlung als aufdringliche Körper- und Persönlichkeitshaltung.

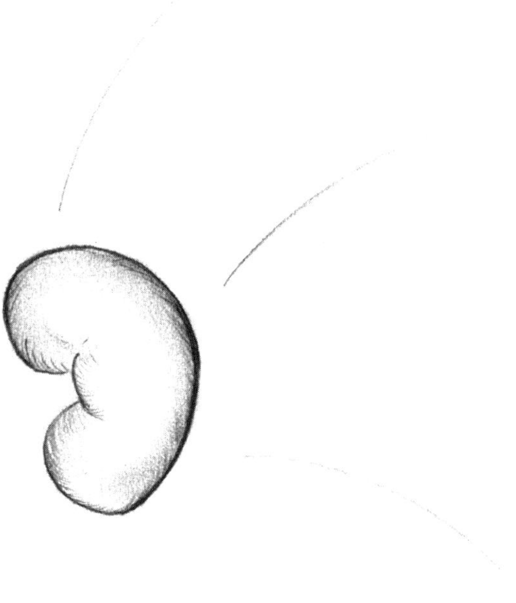

Der Gegensatz, die schwache Nierenstrahlung, betrifft vor allem den Verstandesmenschen. Das Denken führt die Körperlichkeit des Menschen leicht in Bedrängnis. Das melancholische Temperament, das für den Verstandesmenschen bezeichnend ist, formt den Körper dünn und knochig. Das Verdauungssystem neigt zu Trägheit, die Zirkulation in den Arterien und Venen verlangsamt sich. Der ganze Mensch wird ruhiger, zurückhaltender, er spricht weniger. Dadurch fehlt ihm die Lebendigkeit und natürliche Freude am Leben. Die Nierenorgane können ihre Strahlkraft nicht in angemessener Weise entfalten. Diese Tendenz schwächt ebenfalls das Nervensystem.

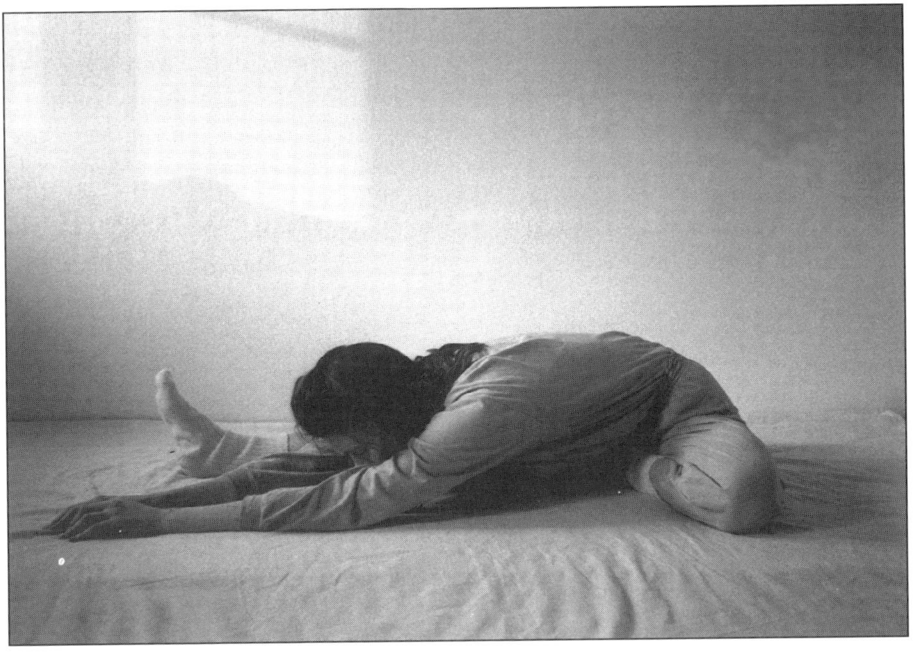

Eine richtig angesetzte Anspannung, wie sie bei den vorwärtsbeugenden Asanas notwendig ist, führt immer zu einer heilsamen Wirkung auf das Nervensystem und auf die Nierenstrahlung.

Die Nieren und das Sprechen

Die Nieren als Ausscheidungsorgane stellen ein Gleichgewicht im Organismus her, bzw. erhalten es aufrecht. In den Organen ist die Bestrebung nach Harmonie veranlagt. Grundsätzlich würden bei einer vernünftigen Lebensweise die Nieren tadellos funktionieren. Schützt man den Rücken und Unterleib vor Unterkühlung, trägt man zur Gesundheit der sensiblen Organe bei. Die Harmonie im Körper wie auch im Seelenleben hängt jedoch in erster Linie mit den Verhaltensmustern der Persönlichkeit zusammen. Hierbei gilt die größte Aufmerksamkeit dem Sprechen. Beobachtet man seine eigenen Worte, wie sie manches Mal unbedacht aus dem Munde sprudeln, kann man über sich selbst erschrecken. Zwei verschiedene Anlagen zeigen sich analog zur Nierenstrahlung. Der gefühlsbetonte Mensch neigt zu überquirligen, überschießenden Worten. Der schüchterne Mensch dagegen wagt es nicht, den Mund allzu freizügig zu öffnen. Er ist das Gegenteil des temperamentvollen Sanguinikers. Er behält die Worte zurück, die er eigentlich sprechen sollte.

Das Sprechen kann zu Harmonie oder zu Disharmonie in der Seele führen und damit auch den Körper belasten. Die richtige und einzige zu empfehlende Art des Sprechens liegt im Sprechen für andere. Nicht um seiner Selbstbestätigung oder Selbstanerkennung willen sollte man Worte an seine Mitmenschen richten, vielmehr sollte man um ihretwillen, in Verantwortung und Mitgefühl sprechen. Dies erfordert vorbereitend ein Hineinfühlen in das Wesen der Mitmenschen. In diesem Sprechen, das aus der Achtsamkeit und edlen Gesinnung des Charakters kommt, liegt Friede und Harmonie.

Das verarmte religiöse Empfinden ist der Grund dafür, daß sich in unserer Zeit zunehmend mehr Diskussionskreise bilden. Diese Art des miteinander Sprechens trägt selten zu wirklichem Frieden und Harmonie bei. Jeder sucht bei sich selbst Bestätigung und Antwort. Das Miteinander und das heilende Fühlen des Gebens entschwinden vollständig, wenn Worte um des Rechthabens willen gesprochen werden.

Selbstkontrolle und Mut führen zu einer natürlichen Ordnung der Sprache. Wer für den anderen spricht, senkt die Zugbrücke über den großen Graben der Trennung von Mein und Dein.

Eine wohlbedachte Sprachkunst ist die Grundlage für das menschliche Miteinander. Sie führt zu gutem Charakter. Erst auf der gesunden Basis einer fürsorglichen, gütigen Charakterhaltung kann die Yogapraxis mit Körperübungen Früchte tragen. Jene

Menschen, die aus Unachtsamkeit und fehlender Gottesfurcht viele wirre Gedanken durcheinanderplaudern, die über andere urteilen und alles besser wissen, können nicht erwarten, daß sie mit den Yogaübungen Erfolg haben. Ihr Nervensystem wird durch das unkontrollierte Reden verunreinigt. Die Gesetze der Seele sind in dieser Hinsicht sehr streng. Erüben kann sich niemand ein reines Leben. Obwohl die Kontrolle des Sprechens eine recht einfache Disziplin darstellt, macht sie den Menschen in allen Altersgruppen unglaublich große Schwierigkeiten. Für viele scheint das Üben der Asanas und das lange Sitzen in der Meditation leichter zu sein, als die Worte im richtigen Moment zu zügeln.

Wohl aber hilft die Praxis der Yogaasanas dem Menschen, sich selbst und seine Unruhe zu erkennen. Während der Ausführung einer Übungsreihe oder während einer stillen Besinnungspause schweigt das Getriebe der Worte. Dadurch tritt eine Regeneration im Nervensystem ein. Sie schenkt dem suchenden Menschen etwas Kraft und Zuversicht. Im weiteren Aufstieg zu den höheren Erfahrungsebenen des geistigen Lebens darf aber der Übende die Körperübungen nicht mehr als Mittel zum Zweck benutzen. Er muß sich in aller Klarheit des Bewußtseins um die Ordnung seiner Rede kümmern. Jeder Mensch, der sich in Ernsthaftigkeit zum Sprechen für andere besinnt, bringt eine gute Atmosphäre und Frieden.

Sanfte Stärkung der Willenskräfte

Die häufigste Erkrankung der ableitenden Harnwege ist die bakterielle Infektion, die in ihrer schlimmsten Form das Nierenbecken und das Funktionsgewebe der Nieren betreffen kann. Vor allem Frauen neigen zu diesem Krankheitsbild. Um eine Harnwegsinfektion auszuheilen, ist eine solide Ernährung hilfreich. Die Getreidekost gewinnt dabei die größte Bedeutung. Getreide stellt an den Organismus eine hohe Anforderung, denn durch Essen von Vollkorngetreide wird der Organismus verstärkt zur Arbeit aufgefordert. So werden die Willenskräfte auf unbewußter Ebene gestärkt, was zur Ausheilung der oftmals chronischen Infektionen im Unterleib unerläßlich ist.

Die Stärkung der Willenskräfte findet auf der inneren Ebene statt. Diese darf nicht mit dem äußeren Erfolgsstreben des weltlichen Lebens verwechselt werden. Eine Frau besitzt einen starken Willen, wenn sie innerhalb der Gesellschaft das religiöse Herz in mutiger, selbstsicherer und selbstloser Nächstenliebe lebt. Diese innere, schöpferische Willensaktivität läßt ihr Aussehen zur Blume werden. Ihre Züge werden nicht hart sein, sondern sie wird innerlich strahlen und so Reinheit und Freude zum Ausdruck bringen.

Die Venus symbolisiert die weibliche Kraft der Liebe und Zärtlichkeit. Ihr Zeichen ist eine sehr reine Liebe, die frei von Begehren und sinnlichen Genüssen ist. Die Entwicklung dieser innersten Kräfte führt das ganze Leben in eine seelenwarme Freude, die sich heilend auf alle Beschwerden des Leibes auswirkt.
Die Nieren stehen mit dem unbewußten Willensleben, das in sich eine große selbstaktive Schöpferkraft trägt, nahe in Verbindung. Der Wille ist die höchste Seelenkraft, die der Mensch besitzt. Dadurch ist das Willensleben in seiner untergründigen Tiefe wie die mineralische Kraft in der Erde, die bezeichnend ist für die Lebenskraft im ganzen physischen Haushalt. Ein sehr häufiges Krankheitsbild der Nierenstörung entsteht durch eine mentale Schwäche, einen Mangel im Glauben und in der schöpferisch lebendigen Selbstkraft. Die Nierenstrahlkraft, die an den leuchtenden Augen in der Regel sichtbar ist, wird herabgedämpft und zahlreiche diffuse Störungen ergreifen den Organismus. Der Mineralstoffhaushalt zeigt ständige Mangeltendenzen und Schwankungen, die Verdauungstätigkeit wird gestört. Viel Luft befindet sich im Oberbauch und die Stoffaufnahme im Dünndarm insuffiziert. Jene Personen fühlen sich meist krank und überdurchschnittlich sensibel. Die noch nicht schwer manifestierte Krankheit oder Störung kann durch eine gezielte psychische Aktivität mit Entwicklung von mehr Entscheidungs-, Handlungs- und Führungskraft aufgelöst werden.

Die vier Hauptorgane und ihre Bedeutung

Die vier Hauptorgane sind Lunge, Herz, Leber und Nieren. Sie entsprechen den vier Temperamenten. Die Lunge entspricht dem melancholischen oder erdhaften Temperament, das Herz dem cholerischen, feurigen oder sonnigen Temperament, die Leber dem phlegmatischen, wässrigen Temperament und die Nieren dem sanguinischen oder luftigen Temperament. Diese vier Organe strahlen in unterschiedlicher Kräfteverteilung auf das Gemüt. Sie bestimmen das Befinden und beeinflussen ganz wesentlich das Bewußtsein. Jenseits des Körperbewußtseins und auch jenseits der Gefühle des Gemütes liegt der Charakter des Menschen. Er ist völlig verschieden von den Temperamenten. Der Charakter lebt auf der Ebene der Seele, er ist seinem edlen Wesen nach aus der Summe aller Kräfte gebildet, die das Ergebnis von guten Taten darstellen. Wer viel in selbstloser Tat für andere getan hat, besitzt Seele und einen guten Charakter. Charakter kommt durch Arbeit und Opferbereitschaft. Der Charakter liegt jenseits des Gemütshaften, jenseits der äußeren Kräftespiele der Gefühle und Launen:

Der Charakter und das Temperament stehen in einem konträren Verhältnis zueinander. Sie sind wie zwei Stimmen, die gegeneinander im Widerstreit reden. Das Temperament ist die laute, schreiende oder weinende Stimme, der Charakter das kaum hörbare, innere, weiche Flüstern der Seele. Wenn der Yogaschüler diese beiden Stimmen in seinem Gemüt kennenlernt, bedarf es einer strengen Disziplin, sie zu ordnen. Die laute Stimme wird mit aller Gewalt das innere Flüstern der Seele zu überstimmen versuchen. Bei vielen Entscheidungen ist eine ernste Besinnung wichtig, damit die innere Stimme in ihrem leisen Flehen doch zu ihrem Recht kommt. Wenn der Yogaschüler von den Wallungen des aufbrausenden Temperaments ergriffen wird, tut er gut daran, ein Glas Wasser in kleinen Schlucken zu trinken, bis er wieder zu Ruhe gefunden hat. Oder wenn er wegen der trägen Müdigkeit seines Phlegmas über der Arbeit einzuschlafen droht, empfiehlt es sich für ihn, erst einmal ins Freie zu gehen und einige Male kräftig durchzuatmen. Die Müdigkeit ergreift ja nur dann den Körper, wenn der Schüler kein rechtes Verhältnis zur Arbeit schafft. Um das dumpfe Bewußtsein des Phlegmas zu überwinden, muß sich der Betreffende ernsthaft zusammennehmen und innerlich schöpferisch tätig werden.

Jeder Mensch muß bis zu einem gewissen Grad sein Temperament durch Selbstkontrolle überwinden lernen. Unterläßt er diese Formung seiner Gemütskräfte, entfernt er sich von seinem tiefen inneren Urgrund und wird immer mehr zu einem Spielball der äußeren emotionalen Kräfte. In unserer Zeit wird diese Tendenz der Zügellosigkeit durch Psychotherapien und die sogenannten "Selbsterfahrungsgruppen" beständig gefördert. Wie weit entfernen sich diese Menschen von der wirklichen Realität. Sie sehen nicht mehr ihre Verpflichtungen den Eltern gegenüber und leugnen die religiösen Grundprinzipien.

Jede geistige Schulung, die auf den ewigen Werten des "Sanatana Dharma", der göttlichen Gesetze, beruht, erfordert die Entwicklung des Charakters. Deshalb betonen die großen Weisen des indischen Volkes die hohen Tugenden und edlen Verhaltensweisen: Furchtlosigkeit, Reinheit im Herzen, Ausdauer im Dienen, Freigiebigkeit, Barmherzigkeit gegenüber allen Wesen, Sanftmut, Bescheidenheit, Liebe zur Wahrheit, Toleranz, allumfassende Nächstenliebe. Auch die Heiligen und Eingeweihten des Westens lebten für die göttliche Liebe und opferten ihr Leben dem Herrn. Sie dienten der Menschheit und entsagten ihren persönlichen Bedürfnissen.

Um auf dem Wege des "Sanatana Dharma", der Rechtschaffenheit im Sinne der göttlichen Ordnung zu wandeln, muß der Charakter entwickelt und das Temperament überwunden werden. Das Temperament darf nicht die Seele überschatten. Die Seele bewegt sich auf dem anfangs recht mühevollen, doch überaus idyllischen Bergpfad der Liebe. Es mag sehr viel Schweiß kosten, die Niederungen des Tales zu überwinden. Wenn der Rhythmus des Steigens einmal gefunden ist und die erste Weite über den Niederungen des menschlichen Abhängigseins erblickt wird, entsteht die Freude der Seele, die eine liebende und glückselige Freude ist. Die Entwicklung des Charakters und die Überwindung des Temperamentes ist immer mit einer Steigerung an Kraft und mit Freude verbunden.

Das Temperament ist weder gut noch böse. Jeder Mensch besitzt von seiner Erbanlage her ein bestimmtes Kräfteverhältnis, das sich im gesamten Verhalten widerspiegelt. Das cholerische Temperament besitzt die Vorteile von schneller Auffassungsgabe, Einsatzfreude, Kraft und Stärke, von Mut und Lebendigkeit, und die Nachteile von Härte, Zorn und Tobsuchtsanfällen. Das melancholische Gemüt wird gerne infolge des schwermütigen, traurigen Ausdrucks als nur negativ gewertet. Die Präzision im Denken, die das erdhafte Temperament hervorbringt, die Sorgfalt und das Pflichtbewußtsein für Aufgaben, finden in den anderen Temperamenten kaum ihresgleichen. Das phlegmatische Temperament mag so manchem überaktiven Menschen als ein Ausdruck der reinen Faulheit erscheinen. Es hat für das Leben viele Nachteile, wenn man immer träge und antriebslos ist und den Tag über träumt. Im Sinne einer bewußten Zurückhaltung aber kann das innere Leben in tieferer Reinheit und Unberührtheit entfaltet werden. Das sanguinische Temperament erscheint als das freudigste von allen. Es mag beneidenswert sein, wenn man den Sanguiniker in seiner unkomplizierten Art des Sprechens und Handelns beobachtet. Doch trägt dieses Temperament die Forderung nach Ruhe und Verantwortung ganz besonders in sich. Denn der Sanguiniker neigt zu vielfachen Versprechungen, hält aber aus der Leichtsinnigkeit seines Wesens diese Versprechungen nicht immer ein.

Das Temperament erfordert vom Menschen eine bewußte Selbstüberwindung. Das Bild der Melancholie zeigt eindrucksvoll, wie Grübelei und Selbstbezogenheit zu schlechten Verhaltensweisen und negativer Ausstrahlung führen. Die Kräfte des Temperaments regieren das Gemüt und beengen wie ein eiserner Panzer das ganze Leben. Für den betreffenden Menschen ist der Körper das eigene Gefängnis. Für eine außenstehende Person, die den Menschen beobachtet, mögen die Spiele der Temperamente recht unbedeutend erscheinen. Sicherlich weiß aber jeder, wie schwer es ist, aus den eigenen Hüllen der subjektiven Gefühle zu entschlüpfen und eine unkomplizierte, natürliche Kommunikation zu den Mitmenschen zu leben.

Die vier Temperamente geben eine Übersicht über die Lernschritte, die ein jeder Mensch gemäß seiner individuellen Wesensanlage zu absolvieren hat. Das erste Hauptorgan, die Lunge, entspricht dem erdhaften Temperament. Charakteristisch für das melancholische Temperament ist das präzise Denken. Sehr exakt vermag jener, der durch diese Wesensanlage geprägt ist, die Geschehnisse des Lebens in ihrer Tiefe zu erfassen und damit zu erklären. Die wichtigste Bemühung für das erdhafte Temperament, das sich auf exaktes Denken stützt, ist die rechte Unterscheidung. Viele Untersuchungen führen zu differenzierten Gedanken. Wer ein exaktes Denken, das die Tiefe der Ereignisse ergründet, besitzt, muß das Wesentliche vom Unwesentlichen unterscheiden lernen. Zur Unterscheidungskraft ist eine rechte Aufmerksamkeit wichtig. Sie gründet sich auf objektiver Beobachtung. Der Melancholiker neigt allzu leicht dazu, in sich selbst zu versinken und entsprechend seiner eigenen Erfahrungswelt zu urteilen. Der wichtigste Lernschritt zur Überwindung des melancholischen Temperaments ist, die rechte objektive Aufmerksamkeit zu den Mitmenschen zu finden und das Wesentliche vom Unwesentlichen sorgfältig zu unterscheiden.

Die Glieder des Melancholikers drücken eine gewisse Schwere aus. Das Haupt ist nicht freudig erhoben, sondern bedrückt gesenkt. Nun wird man keinen Erfolg haben, wenn man den Melancholiker zu einem freudigen Aufblicken ermahnt. Die rechte Aufmerksamkeit ist eine innere Aktivität, die ein jeder nur in sich selbst finden kann. Sie führt aus einem tiefen,wachen Bewußtsein zu einer ruhigen, doch sehr freudigen Heiterkeit, die auf lebendige Weise die Mitmenschen zu beruhigen vermag. Diese innere Aktivität ist als die rechte Aufmerksamkeit zu verstehen. Sie überwindet auf introvertierte Weise die Schwere des melancholischen Temperaments.

Das zweite Hauptorgan, das bezeichnend für das feurige Temperament steht, ist das Herz. Von alten Überlieferungen ausgehend betrachtet, ist das Herz das Sonnenorgan des Menschen, das Sinnbild für Wärme, Leben und Liebe. Aber auch dieses Organ muß der Mensch auf eine gewisse Weise überwinden lernen. Welche tiefe Bedeutung mit dieser inneren Selbstüberwindung verbunden ist, erklärt sich leicht, wenn man wieder einen Blick auf unsere gegenwärtige Zeit richtet. Die wenigsten Menschen besitzen die Kraft zu dieser anspruchsvollen Selbstüberwindung. Das Bild des Zeitgeschehens ist sehr charakteristisch. Die Menschen heute glauben, sie selbst wären im Besitz aller Kräfte. So kam gerade in diesem Jahrhundert ein Selbstverwirklichungsprinzip in die Taufe, das sich auf ganz materialistische Prinzipien stützt. In der Tat glauben viele Menschen an die Kräfte des Leibes. So werden in unserer Zeit Meditationen gelehrt, die ein unmittelbares Hineinleben in einen übersinnlichen, geistigen Seinszustand anstreben. Wieviele Bücher gibt es, die Techniken zur Meditation beschreiben? Ratschläge und Hinweise werden genannt, wie man am schnellsten den sogenannten Gedankenstillstand erreicht und sich damit übersinnliche Kräfte aneignet. Aus Unwissenheit und Verblendung entstehen solche Bücher. Die Menschen, die sie schreiben, haben noch nicht die wirklichen Grenzen ihrer eigenen Fähigkeiten und Kräfte erlebt. Sie haben es auch versäumt, auf tiefere Weise über das Leben nachzudenken. Wer über das Leben ernsthaft nachdenkt, wird zu der Feststellung gelangen, daß alle Werte, die man sich im Laufe seiner Entwicklung erringt, mit dem Tode wieder verloren werden. Mit einiger weisheitsvoller Beobachtung bemerkt man weiterhin, daß man nie wirklich selbstlos gehandelt hat. Vielleicht hatte man einige selbstlose Taten aus Versehen verrichtet; aus vollreifem Bewußtsein aber gelingt es dem Menschen nicht, wirklich selbstlos zu handeln. Aus dieser Verhaftung, in die jede einzelne Menschenseele eingebunden ist, gibt es aus dem menschlichen Vermögen heraus in keinster Weise ein Entrinnen. Erst mit dem Tod wird die Seele aus der Körperbindung frei. Mit dieser weisen Betrachtung muß man zur Einsicht gelangen, wie unsinnig die vielen selbstauferlegten Meditationsversuche sind.

Eine Meditation kann nur zum Herrn allein gerichtet sein. Gott ist es, der durch seine Gnade die Erlösung gewährt. Der Mensch hat weder aus seinem Körper, noch aus seinem Willen, noch aus seinem Gemüt, noch aus seinem Verstande irgendwelche

Macht. Wie ihm der Körper aus höherer Fügung gegeben ist, ist ihm auch das Bewußtsein gegeben. Den Körper muß der Mensch nach dem Tode ablegen und das persönliche Selbstbewußtsein löst sich wieder nach dem Durchtritt durch die Pforte zum Astralischen hin auf.

Die rechte Selbstüberwindung bedeutet für den Menschen ein tiefes Eingeständnis seiner eigenen Wesensnatur. Nur Gott allein hat Macht. Der Mensch ist machtlos. Nur Ihn allein, den Erhabenen, betet der Weise an. Dieses rechte Verhältnis innerhalb der universellen Ordnung schenkt eine natürliche Gedankenruhe und eine positive Energie.

Das dritte Hauptorgan, die Leber, mag durch ihre tiefe körperliche Lage schwer zu überwinden sein. Die Strahlkräfte des Organs führen entweder zu Überaktivität oder zu Müdigkeit. Die Wurzeln dieser Erscheinungen liegen in der verführerischen Macht des Begehrens. Wie ein großer mächtiger Baum, der mit seinen Zweigen weit gegen den Himmel strebt und seine Wurzeln tief in die Erde schlägt, erhebt sich dieser Baum inmitten des Blumengartens des Lebens. Die Axt, um diesen Baum zu fällen, besitzen die wenigsten Menschen. So ragt die mächtige Gestalt in die Höhe. Die Blumen aber gedeihen trotzdem in seiner Nähe. Richtet der suchende Schüler sein Interesse auf die schönen Blüten des Gartens, stößt er sich nicht mit seinem Gemüt am Baum des Verlangens.

Viele Menschen stellen die Frage, wie sie ihr eigenes Begierdeleben überwinden können. Diese Frage sollte in dieser selbstauferlegten Anforderung gar nicht aufkommen. Blickt man auf die Begierden des Gemütes mit dem Ziel, sie zu überwinden, weckt man nur den schlafenden Drachen der Leidenschaft auf. Man kitzelt das gefährliche Raubtier und es wird schließlich aggressiv. Ein bewußtes "in Ruhe lassen" ist für ein glückliches Leben am besten. Nicht um die Überwindung der Begierden soll sich der Yogaschüler kümmern, sondern um den Dienst an den Mitmenschen.

Ein Mantra mag für dieses Verstehen hilfreich sein: "Die Erde ist die Erde und der Himmel ist der Himmel. Lasse das Irdische im Irdischen und das Himmlische im Himmel." Noch vereinfachter ausgedrückt erfordert das Leben nur die richtige Aktivitätsleistung. Man soll nicht auf den großen Baum des Verlangens blicken, sondern auf die liebliche Blumenpracht auf dem Boden dieser Erde.

Das vierte Organ ist die Niere. Dieses Organ erfordert die Kontrolle des Sprechens. Jedes Wort aus dem Munde des Menschen kann ihn näher zu Gott führen oder ihn von Gott entfernen. Wenn nun Worte zu einem oder mehreren Menschen gesprochen werden, können sie erbauend wirken und zu Frieden beitragen, oder sie können nichtssagend, beunruhigend oder gar verletzend sein. Wer nun seine Mitmenschen mit törichten, unangebrachten Worten übersät, bewirkt eine Disharmonie. Er stört die Harmonie und beeinträchtigt die Atmosphäre des Raumes, und er verletzt weiterhin die göttliche Ordnung, er beleidigt den Herrn. Das Sprechen besitzt eine Verbindung zur astralen Welt. Diese Welt ist für das Auge nicht sichtbar, das innere Empfinden aber kann sie in Form von Ahnungen und subtilen Wahrnehmungen berühren. In einem Raum, in dem religiöse Verehrung stattfindet, entsteht gewöhnlich eine lichte, kraftvolle Atmosphäre. Um diese innere Ordnung in der feinstofflichen Atmosphäre zu wahren, ist lautes Sprechen und alle Art der Unterhaltung in religiösen Stätten und Kirchen verboten. Dadurch wird die Atmosphäre rein gehalten. Die Atmosphäre, die man durch Aufmerksamkeit empfinden kann, deutet das geheime Leben an, das in den feineren astralischen Welten seine unsichtbare Existenz hat.

Bedingt durch eine oberflächliche Einstellung zum Leben, fühlen sich die meisten Menschen sehr unbedacht und sorglos im Umgang mit Worten. Sie bemerken nicht die drastischen Folgewirkungen von Lügen. Jedes Wort, das achtlos vor Gott dahingeplaudert wird, wirkt schwächend auf das eigene Wesen und bringt eine feine Verschattung im feinstofflichen Leib. Worte, die nur um des eigenen Wohlergehens ausgesprochen werden, sind mit Lügen gleichzusetzen. Denn sie sind gegen Gott und die natürliche ethische Ordnung gerichtet.

Für Menschen, die nicht tief im Glauben an eine höhere Macht verankert sind, bedeutet die Kontrolle des Sprechens Zwang für das Leben. Diese Menschen hängen an den gesteigerten Lebensgefühlen und lassen die Worte sprudeln, oder sie hängen am Wehklagen und Jammern und schirmen sich vor den Mitmenschen ab. All diese Abhängigkeiten sollen durch die ernste Absicht des Herzens überwunden werden. Die Kontrolle des Sprechens bewirkt bald eine herrliche Freude und führt zu einem reinen Charakterleben. Sie ist eine Basis zum Miteinander auf allen Ebenen. Wahrhaftiges Sprechen ist das sichere Seil des Bergführers, der das menschliche Wesen über die Abgründe des Verlangens zu den lichten Höhen der göttlichen Seligkeit emporzieht.

Wie erlangt man geistige Erkenntnisse (Imagination)

Das Wort Imagination bedeutet lichthaftes, körperfreies Denken oder geistiges Schauen. Das Licht versinnbildlicht den feinsten Bestandteil der Schöpfung. Imagination repräsentiert ein neu gegründetes Bewußtsein in der feinstofflichen Ebene des Lichtes. Dieses Bewußtsein gründet sich in seiner ausstrahlenden Weite, im Charakter und in der Intensität völlig neu. Die feinstoffliche Ebene bildet den Gegensatz zur grobstofflichen Welt des Körpers und des Materiellen.

Das imaginative Denken stellt das einfachste und am leichtesten erreichbare Bewußtseinsprinzip des erwachenden Geistes dar. Mit einem anderen Begriff kann man dieses Bewußtseinsleben der Hellsichtigkeit auch als die reine, spontane, uneingeschränkte Form des Wahrheitsdenkens bezeichnen. Da wir Menschen keine naturnahe, fromme Beziehung zum Leben haben und damit sehr ideenhaft, theoretisch oder wißbegierig denken, können wir kein tieferes, wahrheitsgemäßes Erkennen und somit kein richtiges Hellsehen im gewöhnlichen Dasein finden. Die Entwicklung eines reinen Wahrheitsdenkens im Sinne des ewigen "Sanatana Dharma", dem allumfassenden göttlichen Gesetz, wird für alle Menschen, die die ethischen Werte des Dienens, der Hilfsbereitschaft, der Güte und der so hohen Kraft der Nächstenliebe anstreben, zu einem gewissen praktischen Grad notwendig. Durch die Schulung eines reinen Denkens können die hohen Ideale mit ihren gebenden Charakterzügen auf wachsende Weise gelebt und verwirklicht werden.

Übersinnliche Erkenntnisse erwachen aus der lichthaften, körperlosgelösten Gedankenhierarchie. Für die erste Stufe zur Erlangung dieser Fähigkeit benötigt der Schüler eine Meditationsquelle, zu der er sich täglich intensiv hinwendet. Die bedeutungsvollsten Quellen, die seit langem zur Verinnerlichung und Geistesschulung benutzt werden, sind die Evangelien. Von den vier Evangelien ist das Johannesevangelium die intensivste Meditationsliteratur. Diese Schrift, die der tief eingeweihte Johannes, der Lieblingsjünger des Jesus Christus, verfaßt hat, teilt ein tiefes Empfinden der übersinnlichen, kosmischen Liebe Christi mit. Die wohlabgestimmten Sätze sind eine Quelle reiner geistiger Inspiration. Johannes war ein Seher, der einen so hohen Reifegrad durch die Gnade und den Segen der Christusliebe erhalten hatte, daß er die höchsten Geheimnisse der Mysterien erschauen konnte. Diese höchsten Geheimnisse sind im Johannesevangelium in ihrer Bedeutung auf direkte und doch mystisch-bildhafte Weise niedergeschrieben.

Das Studium des Johannesevangeliums mit tiefer Hingabe und mit der ernsten, zielstrebigen Absicht, dem Pfad des Christus Jesus nachzufolgen, führt zu den ersten Ansätzen der Imagination. Das Denken erhält einen kosmischen, lichten Schimmer. Heute jedoch erscheint die Nachfolge Christi im Sinne des Evangelientextes mit beträchtlichen Schwierigkeiten verbunden zu sein. Jene Schüler, die die Hellsichtigkeit anstreben, benötigen noch weitere Hilfen, die ihnen eine noch sorgfältigere und dem Zeitgeschehen genauere Orientierung geben. Die Schriften, die diese Hilfe bieten, müssen immer Botschaften aus der inspirativen, geistigen Welt sein. Sie beinhalten Wahrheit, Kraft und Liebe, sie spenden Freude. Mit dieser Freude im Herzen erwacht gleichzeitig der innere Sinn für das erhabene Wesen des göttlich-geistigen Lebens. Dieses erhabene Leben ist das höhere Selbst, das in seiner Herrlichkeit und Größe im Bilde der Christusliebe erscheint. Die kosmische Liebe, die zugleich die allumfassende Nächstenliebe erhebt, thront im unsterblichen, überpersönlichen Atma, dem ewigen Leben des Menschen, der ganzen Menschheit, der Vergangenheit, der Gegenwart und der Zukunft. Atma ist göttlich. Atma ist der höchste Befreiungsgrad der Seele aus der Gebundenheit der Körperhülle und Materie. Das göttliche Atma stellt vor der gesamten Menschheit das entfernteste, aber höchste Vollkommenheitsprinzip dar.

Dieses höhere Selbst arbeitet im Stillen, Unsichtbaren der Menschenseele. Atma wirkt in der Nacht am Menschen. Am Tage erscheint es für das menschliche Vermögen unerreichbar, unerkennbar und nicht existent. Damit die selige Freude in der Liebe Christi, die auf der ganzen Erde mit all ihren verborgenen Geheimnissen lebt und wirkt, von unserem Wahrnehmen und Empfinden wieder entdeckt wird, bedarf es eines weiteren intensiven Einflusses von außen und einer sehr sorgfältig ausgearbeiteten Schulung. Manche Menschen haben die Kraft, im völlig alleinigen Beurteilen, Entscheiden und im Handeln das göttliche Leben zu realisieren. Diese Menschen sind stark im Glauben und bewundernswert in ihrem Geschick, sie bilden aber die Ausnahme. Für die meisten Suchenden bedarf es des unmittelbaren Einflusses eines lebenden Lehrers, der durch sein vorbildliches, geisterfülltes, reines Leben zum unmittelbaren Selbstwachstum beiträgt. Ein Schüler muß auf dem Pfad der Imagination die Botschaft des Lehrers verinnerlichen und vollständig in allen Teilbereichen erfassen. Neben diesem Studium erfordert die Geistesschulung auch das tiefe Fühlen direkt zum Menschen selbst. Mit ganzer Seele, mit ganzem Verstande und mit ganzer Kraft fühlt sich der Schüler in das Leben des Lehrers hinein. So ist es leichter, wenn der Suchende auf seinem Pfad einem Menschen begegnet, dem er das Vertrauen seiner Liebe , Geduld, Hinwendung, Wachheit und Hoffnung schenken kann. Findet nun der Suchende keinen Lehrer, muß er sich mit Hilfe von

Büchern das Leben einer heiligen Seele tief vor das Herz rücken. Nicht nur allein die Botschaft mit ihrem lehrenden Charakter kann das Innere erleuchten, der geheimnisvollste und intensivste Einfluß erwacht mit dem Wahrheitsfühlen des Schülers gegenüber der Personalität, dem Botschafter selbst. Wer solch ein heiliges Werk eines Menschen studiert, der im Erdenkleid gewirkt und gelebt hat, nimmt die Kräfte der kosmischen Seelenwärme auf, er erkennt durch diese Wärme, die einerseits aus dem Menschen selbst kommt und doch aus dem überirdischen göttlichen Reich inspiriert ist, den ewigen Frieden der Christusliebe. Der ganze Charakter des Suchenden verfeinert sich durch die neue Seelendimension, die er damit aufnimmt. Ein unmittelbares Wahrheitsbewußtsein, ein sich weitender Wahrheitswille und ein glaubendes, wissendes Wahrheitsfühlen erwachen.

Die Hinwendung zu einer begnadeten Persönlichkeit, die entweder noch lebt oder mit ihren Werken in die Geschichte eingegangen ist, ist deshalb so wichtig, da die Hellsichtigkeit, wie auch jeder geistige Fortschritt in der großen Evolution des spirituellen Wachstums nur mit einem völligen Auslöschen aller egoistischen Tendenzen der Persönlichkeit einhergehen kann. Würde ein Schüler die Entfaltung der großen transzendentalen Mächte des Überbewußtseins ohne die außerirdischen Lichter beginnen, die bereits in der Menschheit gewirkt haben und in einem verborgenen ätherischen, astralischen Sinne immer noch weiter wirken, würde er sich allzu leicht in seiner eigenen Personalität zu einem ewigen Dasein erheben wollen. Er verfällt so leicht dem gefährlichen Irrtum, zu glauben, daß der Mensch selbst in seiner psychischen, physischen und emotionalen Natur zu einer göttlichen Größe und zu einer Ich-Macht kommen müsse. Diese Auffassung unterliegt den dunklen Mächten der Finsternis, die in der Gewalt der Verführung stehen, sie sind leidenschaftlich, emotional, gottlos, ohne wahre Hingabe und Ehrfurcht vor dem ewigen Sein.

Damit diese niedrigen Kräfte der innerleiblichen Vitalnatur unseres eigenen Wesens nicht die wirkliche Vernunft überwuchern, muß eine sinnvolle Koordination aus dem überschauenden und wachsenden Selbst erfolgen. Nicht die Erkenntniskräfte werden verloren, sondern die edlen Anlagen der Seele gewinnen die Verbindung zu den höheren, übersinnlichen Daseinsstufen, die in den ausstrahlenden und wirkenden Geistsphären bestehen. Wir müssen tatsächlich erst vollständig in den niederen Tendenzen des Ich sterben, damit sich eine neue Seele mit ihrer Liebe, Wahrheit und schöpferisch-inspirativen Unterscheidungskraft in uns versenken kann.

Durch die Hinwendung an die Werke von heiligen Personen und gleichzeitig auch an ihr personales Leben, an ihre ausstrahlende und wirkende Seele, erkraftet das wahre Selbstbewußtsein. Dieses Selbstbewußtsein offenbart sich positiv auf allen menschlichen Ebenen durch ein gesteigertes Erkenntnisvermögen und eine höhere Unterscheidungskraft. Wenn wir dieses Selbst der Unterscheidung erlangen, erhalten wir den Schlüssel zum Tor des Himmels. Das Evangelium nach Matthäus erzählt uns die Geschichte von der Schlüsselübergabe des wirkenden Jesus an den Jünger Petrus.

> Jesus fragt seine Jünger, wer er denn sei. Petrus antwortet auf spontane Weise: "Du bist der Christus, der Sohn Gottes". Jesus entgegnete ihm: "Glückselig bist du Simon, Bar Jona, denn Fleisch und Blut haben es dir nicht geoffenbart, sondern mein Vater, der in den Himmeln ist...Dir werde ich die Schlüssel zum Himmelreich geben." (Matth. 16,17)

Den Schlüssel, den Petrus erhielt, war die Bezeichnung für hohe Unterscheidungskraft. Wir lernen auf dem geistigen Weg die Unterscheidung zwischen menschlichen Kräften und den hohen, erhabenen Ausstrahlungen, die aus dem Geistselbst, Lebensgeist und dem reinen Geistesmenschen kommen, kennen.

Versetzen wir uns einmal in die damalige Situation, in der sich Petrus im Dialog mit Jesus befand. Wie gewaltig groß war diese Erkenntnis, die der Jünger ganz aus sich selbst, seiner erhabenen, lichterfüllten Seele erschaute. Durch das Zusammensein der Jünger mit dem Christus Jesus, strahlte auf sie das kosmische Kräftewirken eines Geistes, der durch das Fleisch wirkte, aber aus den außerirdischen Regionen des ätherischen Lebens geboren war. Dadurch erkraftete in ihnen jener edle Wesensteil, der seelisch und geistig ist und sich als das wahre Selbstbewußtsein, ein Bewußtsein der unsichtbaren und dennoch wirkenden Göttlichkeit, verkündet. Der Schlüssel symbolisiert die Kraft der Seele zu Erkenntnis und Unterscheidung.

Der Schlüssel als das innere Vermögen des Selbstes erscheint ebenfalls in der Johannesapokalypse. Im Kapitel des Sendschreibens an Philadelphia wird er als der Schlüssel Davids bezeichnet. Dieser Schlüssel wird öffnen und niemand wird schließen und er wird schließen und niemand wird öffnen. Das Selbst des Menschen ist seine geistige Kraft. Diese Kraft ist die Wurzel des Glaubens, sie ist der massive Stamm des Realitätsbewußtseins, und sie ist der feine Zweig der lichten Erkenntnis. Dieses Selbst soll um der göttlichen Liebe willen zu einem kräftigen Baum gedeihen.

Wenn nun durch die meditative Seelenpflege die Unterscheidungskraft gelernt wurde, erfolgen die nächsten Schritte zur Imaginationsschulung. Der Schüler spürt bei den Schriften, die aus dem Geistselbst oder Lebensgeist geschrieben wurden, die wundersame und heilende Kraft der geistigen Liebe und bemerkt im Gegensatz dazu die Nichtigkeit und Verschrobenheit der Schriften, die aus dem menschlichen, intellektuellen Wissen oder aus den Emotionen des Herzens heraus verfaßt sind. Auf ganz natürliche Weise fühlt er sich zu den edlen Texten oder wenigstens zu jenen Schriften, die in Achtsamkeit zu einem höheren Leben verfaßt sind, hingezogen. Er wird andere Literatur meiden. Da diese Unterscheidung auf einer Erkenntnis beruht, die wie eine sichere innere Stimme aus seinem eigenen Herzen spricht, kann der Schüler seinem Leben eine sehr deutliche Richtung geben. Er setzt sich nun die Aufgabe, das göttliche Leben in seinen vielfältigen Erscheinungsformen und wundersamen Erlebnissen zu verehren. Dabei gilt die Aufmerksamkeit seiner Verehrung nicht so sehr der materiellen Form oder einer isolierten Person, sondern vielmehr der ewigen Wahrheit und Liebe, die sich nur in der Form oder durch eine Person widerspiegelt. Der Mensch mit seinem Körper, seinem Aussehen, seiner Gesundheit und Intelligenz ist nur wie ein Kleid. Die wahre Natur des innersten Lebens, das göttlich ist, strahlt wie das Licht der Sonne auf unsichtbare Weise und erhellt somit die Finsternis der Welt. Dieses Licht, das im Selbste des Geistes auf jede Menschenseele wartet, um sie zu erleuchten und mit ewigem Frieden zu erfüllen, verehrt jener mutige Schüler, der den Herrn erkennt.

Leider neigt man dazu auf der Grundlage von falschen Idealen, die sich die westliche Kultur angeeignet hat, Verehrung und Hingabebereitschaft als negative Werte, beispielsweise als Passivität oder Unterwürfigkeit abzustempeln. Das indische Volk, vor allem der Landbewohner, bewahrte sich sogar noch bis zu unserem heutigen Tag ein gewisses Fühlen für das geistige Leben, das aus dem kosmischen Höheren geboren wird und in einem Menschenleibe als ein heiliges Leben wirkt. Solche Menschen werden in Indien als Avatare bezeichnet. Sie leben nicht für ihre persönlichen Wünsche und ihre eigenbezogene Selbstverwirklichung. Das Kommen eines Avatars bringt für die Bewohner des Landes inneren Frieden und Liebe. Krishna, der etwa zweitausend Jahre vor Christus in Indien lebte und wirkte, ist für den Osten der bedeutungsvollste Avatar. Die Inder sehen ihn in der ganzen Erdatmosphäre beheimatet. Das Land, der Staub der Straßen, der schlammreiche Humus der Reisfelder, die trockenen Steppen und die von der Hitze ausgebrannten, baumlosen Gebirgszüge sind für sie heilig. Der Boden, der die Füße trägt und die Menschheit mit Früchten ernährt, das Wasser der Flüsse, ist Bharat, oder Krishna. Das ganze Land ist Bharat. Die Kultur ist Bharat. In allen Menschenherzen lebt Krishna. Eine Trennung zwischen Gott, den Menschen und der Erde, wie sie dem modernen Erfassen der Welt entspricht, gibt es für das noch glaubende indische Volk nicht. Im Lande Indien lebt noch der Geist der Verehrung und somit verkündet sich für jene Menschen ein anderer Friede, eine natürliche Reinheit, ein heiteres Herz und eine gewisse Bedürfnislosigkeit.

Der Okzidentale, der je nach seiner individuellen Persönlichkeit im gesellschaftlichen, wirtschaftlichen oder politischen Leben eine gewisse Fassade aufsetzen muß, täte sich sehr schwer, wenn er plötzlich beginnen würde, den Boden der Erde als ein Heiligtum zu verehren. Unsere gesamte Kultur brachte so sehr eine Geisteshaltung hervor, die kaum Hingabe und Verehrung zuläßt. Jener, der den geistigen Pfad zur Selbstverwirklichung in Gott und zur Schulung der Imagination wählt, muß nun, gemäß seines inneren, vorbereiteten Sinnes, den Mut zur Verehrung auf eine unserer Zeit und Kultur entsprechende Weise aufbringen. Der Geist der Liebe Christi ist in manchen Werken auf wunderbare Weise zu spüren. Beispiele hierfür sind die Schriften von Yogananda, Sivananda, Ramakrishna, Sri Aurobindo und derzeitig von Sathya Sai Baba im Osten. Im Westen sind es die Werke von Jakob Böhme, Hildegard von Bingen, Thomas von Aquino, Teresa von Avila, Murdo Mc Donald Bayne und einige mehr. Der Geist drückt sich auf unterschiedliche Weise in der Vielheit der Individualitäten und in den Formen der Niederschriften, die erwählt wurden, aus. Die Quelle, die sich in Ströme zerteilt, entspringt in den rein geistigen Hierarchien des Manas in einfachem, des Buddhi in tiefem und des Atma in höchstem Sinn. So wie Jesus Liebe zum Volke spürte und tiefste Dankbarkeit, Verehrung und Treue seinem Vater im Himmel, den er im Herzen trug, entgegenbrachte, so muß der Schüler heute lernen, diesen einen Geist zu erkennen, ihn aus ganzer Seele, aus ganzem Verstande und aus ganzer Kraft zu würdigen und sich der Worte nicht zu schämen, die er in Verehrung und Andacht gegenüber Ihm, dem Herrn, und seinen Werken ausspricht.

Durch diese aufrichtige, belebende Verehrung erhebt sich nicht ein Glaubensgefüge, noch preist sich eine äußere Person an. Die Kraft der Liebe ist die herrliche Größe und Gnade zugleich. Sie gilt es über alles zu stellen. Damit erniedrigt sich das menschliche Bewußtsein und erhebt sich das ewige Dasein der höchsten Seele. Durch die Hingabe und Verehrung erhebt sich in Wirklichkeit das verborgene, unsterbliche Leben des Menschen selbst.

Maria Magdalena küßte die Füße des Jesus, trocknete sie mit ihren Haaren und salbte sie mit Öl. Diese Tat rückte sie in eine besondere Position. Maria Magdalena wurde als die Braut Jesu bezeichnet. Ein heiliges Leben kam über ihr einfaches Wesen und verwandelte ihre schlechten Gewohnheiten in liebliche Tugenden. Ihr Aussehen wurde wunderschön. Nicht passiv war ihre Verehrung, sie lebte sie als innerste Aktivität. Diese innere Aktivität kam aus der tiefsten Empfindungskraft ihrer Seele. Das äußere Leben, das von den gesellschaftlichen Formen geprägt ist, war für Maria Magdalena unwichtig. Ihre vollständige Aufmerksamkeit, ihr ganzes Herzensfühlen und ihr ganzes Leben widmete sie der Liebe Christi.

Aus dem Evangelium wissen wir, daß Maria Magdalena als erste den auferstandenen Christusgeist erblickte. Ganz besonders sei das Wort Christusgeist betont, denn nur allzuleicht glaubt man, der Körper wäre auferstanden. Eine körperliche Auferstehung gäbe keinen vernünftigen Sinn. Der Geist erwachte und wurde für die Jünger Christi auf geheimnisvolle Weise sichtbar. Maria Magdalena sah ihn als erste. Nach und nach, nachdem sich die Ereignisse vollzogen hatten, erblickten die Jünger den Christusgeist. Sie wurden hellsichtig.

Das geistige Schauen beginnt in der heiligen Äthersphäre, die frei von allen Gefühlen, Gedanken und Launen des Gemüts ist. Diese Region ist göttlich, unantastbar und damit heilig. Dort beginnt das höhere Wahrnehmen und Schauen. Wenn sich das Bewußtsein auf dem Pfad des Sadhana dieser Wahrheit bewußt wird, entspannt sich das Denken, da der größeren Macht des Geistes der stille Raum eröffnet wird. Zu diesem Sadhana, das eine vollkommene Disziplin darstellt, benötigt jeder ein großes Maß an Mut. Nichts, nicht das geringste Hab und Gut kann ein Mensch im Psychischen wie im Physischen bei sich selbst festhalten. Dieses Sadhana ist wahres Bhakti, vollkommene Hingabe. Unmittelbar durch die mutige Anerkennung, Selbstüberwindung und Achtung vor dem Höchsten, tritt die Liebe in das heilige Gemach der Seele ein.

Eine Verehrung ohne Weisheit und Wissen ist wie eine Blume ohne Duft. Weisheit und Wissen erwachen durch ein vernünftiges Studium des geistigen Lebens. Die Schulung zur Imagination ist ein Studium und damit erfordert es Geduld, Aufmerksamkeit und Arbeitsbereitschaft.

In Wahrheit dient das ganze Leben mit all seinen vielfältigen Erscheinungen dem Wachstum des Höchsten, des Herrn in seiner erhabenen, unberührbaren Kraft.

Die Hingabe zum Leben aus dem vollreifen Bewußtsein schenkt die angenehme und entspannende Freiheit zur Bedürfnislosigkeit der Seele. Wohl aber wissen alle

Schüler von den Schwierigkeiten dieses Pfades, der leicht in Worten beschrieben ist, in der Praxis aber unüberwindbare Hindernisse aufweist. Diese so gewaltigen Widerstände, die der Schüler mit seinen ersten ernsthaften Versuchen zur Hingabe bemerkt, entstammen dem Karma eines vergangenen Lebens. Auf keinen Fall darf der Schüler nach einem Erfolg trachten und das Objekt der transzendenten Wirklichkeit starr anblicken. Die Hingabe ist wie eine zarte Blume, die im Garten Gottes auf stille Weise wächst. Der Mensch ist wie ein Gärtner. Die Pflichten und Aufgaben eines Gärtners sind vielfältig in ihrer Art. Der Boden muß auf rechte Weise gelockert, bearbeitet und bewässert werden, damit die Saat aufgehen kann. Wenn die ersten Pflanzen aus der Erde sprießen, wird auch das Unkraut wachsen. Der Gärtner reißt es aus, damit die Pflanzen durch dieses nicht erstickt werden. Da sich der Schüler auf dem Pfade der Imagination zuerst einmal empfindet wie ein Gärtner, der in einen verwahrlosten Garten geschickt wird, so kann er nicht auf die Blume des Bhakti blicken, sondern muß erst einmal auf solide Weise zu arbeiten beginnen. Wenn alles Unkraut ausgerissen ist, wird der Gärtner die erste kleine Pflanze knapp über dem Boden sehen. Bis diese zur Blüte reift, muß aber der Gärtner noch sehr viel Geduld aufbringen und seine Kraft zur Arbeit weiterhin opfern. Wenn wir viel opfern und unsere schlechten Gewohnheiten wie das Unkraut auf dem Felde ausreißen, können wir uns auch der ersten Blumen erfreuen. Die Aufgabe des Gärtners ist es, zu arbeiten im Dienste des Herrn. Die Aufgabe des Schülers ist ebenfalls zu arbeiten.

Wenn dichte Wolken am Himmel hängen, wissen wir, daß es bald regnen muß. Das Licht der Sonne kann während des Regens nicht in voller Kraft auf den Boden der Erde hereinstrahlen. Doch wir alle wissen, daß dieses Witterungsgeschehen nur eine vorübergehende Erscheinung der Natur ist. Das Licht der Sonne besitzt immer die gleiche Kraft. Die Erde kann noch nicht die uneingeschränkte Helligkeit und Wärme der Strahlen empfangen, da die Wolken am Himmel sie verdecken. Wenn unsere Seele sehr rein ist, kann das göttliche Licht uneingeschränkt das Bewußtsein erleuchten. Der Vater legte seine ganze Liebe, Kraft und Weisheit in den Sohn, den Christus Gottes. Diese uns geoffenbarte Macht ist die Liebe des Vaters, eine Herrlichkeit eines höchst Eingeweihten voller Gnade und Reinheit, die nicht von der Erde, sondern aus dem Reich Gottes geboren ist. Ohne dieses heilige Leben in seiner vollkommenen Macht und Gnade könnten wir nichts tun, weder die Lehrer noch die Schüler, weder die Weisen noch die Armen im Geiste, da uns die Welt mit ihren Schlingen und Fangarmen unter Wasser halten würde.

Die menschlichen Gesetze beruhen auf menschlichen Gedanken. Innerhalb dieser Gesetze kann die hohe Bedeutung der uneingeschränkten Nächstenliebe, des völlig selbstlosen Gebens und der höchsten Hingabe nicht wirklich verstanden werden. Die menschlichen Gedanken stehen im Widerstreit mit der innersten Natur der Seele. Der Geist selbst in seiner außerirdischen Macht und Kraft ist rein, da er nicht in die Welt gestürzt ist. Der Christus Gottes blieb unberührt von den Versuchungen der Welt oder des Satans des Verlangens. Er blieb rein. Die vollständige Hingabe an seinen heiligen Namen bringt die vergänglichen menschlichen Gefühle zum Schweigen. Nicht der Gedanke führt die Seele, sie wird durch ihn zum Gedanken selbst.

Wer für andere lebt, lebt für Gott. Wer viel gibt, wird viel erhalten. Manche Schüler stellen sich eine Imaginationsaufgabe, und sie finden die rechte Erkenntnis nach zwei Wochen, andere stellen sich die gleiche Aufgabe und finden die Erkenntnis nach zwei Tagen, und wieder andere finden bei gleicher Aufgabe die Erkenntnis nach zwei Stunden. Aus der weisen geistigen Führung, die im Verborgenen der Seele arbeitet, erhält jeder entsprechend dem Grade seiner Reinheit.

Die ideenhafte Bedrängnis des Verstandes, der sich in seinen Illusionen von der Erde abwenden möchte, soll nicht zugelassen werden. Der nach Ideen lechzende Verstand und das äußere Gefühlsleben trennen die Welt in Sympathie und Antipathie. Diese Gefühle, die das Böse meiden und das Gute erstreben, darf man nicht zu eifrig pflegen. Solange die Seele in einem irdischen Körper weilt, muß sie ihre Aufgaben auch in der irdischen Welt vollbringen. Gut und Böse sind die vergänglichen Verhältnisse des täglichen Daseins im Äußeren. Das geistige Leben der Liebe ist in Christus, und es ist weder gut noch böse. Diese hohe Unterscheidung ist die größte Sicherheit, die aus der inneren Gewißheit des Herzens als Wahrheit erstrahlt und die man Glauben nennt. Weder die Flucht in eine Glaubenstheorie, noch in eine Weltanschauung kann zu den Geheimnissen des Glaubens führen. Das Mysterium ist ein geheimes, verborgenes Leben und wird durch die innerste Seele erschaut. Der Verstand mit seinem Theoretisieren hat dabei keine Bedeutung. Ein Leben, das aus Geist und Wasser geboren ist, bleibt in der Liebe des Vaters. Wir müssen wissen, daß dieses Leben im Geiste Christi ein heiliges Leben versinnbildlicht, das unberührt von der Erde ist und bleiben wird. So erhält jeder den Auftrag, es in seiner Mitte als großes Geheimnis zu bewahren und mit bestmöglicher Tatkraft alle irdischen Arbeiten zu verrichten. Keinesfalls darf man von der Erde weg in einen Zustand der Erlösung streben. Denn durch den Christusgeist, der in die Erde eingegangen ist, kam die Erlösung, und das ist die höchste Freude inmitten dieser Welt der

Gegensätze. In diesem Wahrheitsempfinden liegt das Ananda, die Glückseligkeit, die in einer unmittelbaren Schau ohne Trennung und Verzagtheit erfahren wird.

Wie kann es eine andere Wahrheit geben als jene, die ist? Das Leben der Heiligen diente der Erde. Das Leben aller Menschen soll einstmals ebenfalls der Erde dienen. Der Boden, der Sand, die Felsen, das Meer, die Berge, die Wälder, die Wiesen, die Tiere, die Pflanzen und alle Erscheinungen dieser Welt bilden die Welt des Äußeren oder materiellen Prinzips. In ihr atmet der Geist der Vergänglichkeit, das Bewußtsein von Raum und Zeit. Die Welt muß in einer nächstfolgenden Evolutionsstufe in eine materielle Auflösung kommen, durch einen Zustand von "Pralaya" hindurchgehen. Tritt Pralaya ein, wird die ganze Erde und auch der Mensch zu Licht, dem eigentlichen Urstoff der Materie. Denn die Materie besteht in ihrer Reinheit aus Licht. Jetzt ist dieses Licht nur verdichtet und bildet damit Formen und Erscheinungen. Der menschliche Körper ist ein Teil dieser Welt. Die Auflösung geschieht aus der Arbeit der hohen Engelwesen, die vom Herrn ausgehen und die Weltenentwicklung in weisheitsvollen Schritten lenken. Der Christus ist der Herr durch die Liebe des Vaters, er ist das Gesetz der Gegenwart und Zukunft. In Christus erfüllt sich das Leben im Licht. Diejenigen, die diesen Namen in der Wahrheit des reinen Empfindens annehmen, sind bei Gott, und Gott bleibt offensichtlich bei ihnen. Doch dieses hohe Leben können viele Menschen noch nicht akzeptieren. Sie nehmen den Namen äußerlich und verwerfen damit Gott. So werden sie auch jene Menschen, die über die Begrenzungen hinausgegangen und in der Gnade sind, verleumden und verwerfen.

Die Blume des Bhakti existiert in der heiligen Ätherwelt oder der eigentlichen, unsterblichen Seele. Die Hellsichtigkeit darf man keinesfalls aus dem menschlichen Denken, Fühlen oder den Willenskräften erstreben. Die Seele, die dieses edle Schauen erstrebt, wendet sich mit aller Freude, Bejahung und Kraft dem irdischen Leben zu. Beide Füße treten auf die Erde, beide Hände arbeiten mit Fleiß am Werke, und der Verstand dient dazu, um die rechte Ordnung in Vernunft und Objektivität zu gewähren. Während die Arbeit solide geschieht, gedeiht im Stillen die Blume und erfüllt das Herz von innen mit Freude und Frieden. Sie offenbart alle Geheimnisse über die Welt und das Leben, indem sie mit lichter Weisheits- und Liebeskraft auf das individuelle Bewußtsein einstrahlt. Die Blume ist eine Seele, die unberührt von der Welt ihr ewiges Dasein im heiligen Äther offenbart. In diesem Reich besteht eben eine Freude und ein Friede, der nicht von dieser Erde ist. Doch muß sich jeder gedulden und darf nicht aus der materiellen Welt wegstreben. Der größte Fehler auf dem Wege zum Licht ist jener, zu glauben, daß die göttliche Einheit im Himmel über der Erde lebt und deshalb die Erde überwunden werden muß. In Geduld, Ausdauer und Achtsamkeit wächst die Blume weiter, und diese braucht nicht die Materie, die Welt der Maya, zu überwinden, da sie die Wirklichkeit und Wahrheit ist und die Welt bereits überwunden hat.

Diese Zeilen dienen zur Meditation, um die Imagination aufzunehmen. Es handelt sich nicht um eine besondere Fähigkeit, die erlernt wird, sondern vielmehr wird die innere Liebeskraft des menschlichen Herzens auf solch intensive Weise zum Schwingen gebracht, daß der Schüler die Gnade des geistigen Lebens in sich aufzunehmen vermag. Er nimmt das Licht in sich auf, das das Leben der ganzen Menschheit ist. Er nimmt das Selbst im Geiste auf. Die Freude ist dann für ihn eine vollkommene Freude. Diese vollkommene Freude wünsche ich den eifrigsten Seelen, die ehrlichen Herzens bereit sind, für andere zu leben.

Das Wesen der Seele

(Vortrag vom 18. November 1993)

Die Imagination beschreibt die erste Stufe des reinen Geistgewahrseins und körperfreien Denkens. Sie entwickelt sich durch aktive Schulung des Denkens und mit dem praktischen Leben des Glaubens. Eine Aufgabe für heute ist es, die Rhythmen von drei und sechs Tagen bewußter zu realisieren und sie somit als eine Realität geistiger Art wahrzunehmen (entspricht dem Meditationsbuch: Der Rhythmus von drei und sechs Tagen). Ganz praktisch bedeutet dies für den Schüler, daß er zum einen diese Rhythmen in seinem feinstofflichen Innenleben empfinden lernt und darüber hinaus eine reale, der Logik gerechte, ganzheitliche Erklärung findet. Der Rhythmus von drei Tagen unterscheidet sich von dem Sechstage-Rhythmus. Während der Zeit des Hierseins an dieser Schule ändert sich also das Bewußtsein mehrmals. Nach drei Tagen erwacht ein freieres Denken. Nach sechs Tagen erwacht hinzukommend ein freieres und reineres Empfinden. Die Unterschiede sind sehr subtil. Ein Schüler auf dem Pfad der Gottsuche sollte nun die Fähigkeit entwickeln, diese feinen Wogen, die sich in der astralen und in der ätherischen Welt ereignen, zu identifizieren und mit den rechten Worten beschreiben zu lernen. Durch diese aufmerksame Bewußtseinsarbeit lernt der Schüler die vielen Unterschiede kennen, die sich in der rhythmischen Entwicklung des Bewußtseins ereignen. Würde die Auseinandersetzung mit all diesen feinen Wogen der inneren Welten nicht stattfinden, so spürte der Einzelne zwar, daß sich das Bewußtsein verändert und seine Kopfschmerzen verschwinden, aber er wüßte nicht um den Sinn dieses übersinnlichen Kräftewirkens und bliebe somit auf einer doch körperabhängigen Bewußtseinsstufe zurück. Nach sechs Tagen tritt eine wunderbare Zuversicht mit einem freudigen Weitblick und einer freudigen Seligkeit ein. Alle, die sich um ein geistiges Schauen bemühen, sind nun aufgefordert, nicht nur an dieser wirkenden Energie, die vom Eingeweihten ausstrahlt, teilzunehmen, sondern sich eigenständig um die Erkenntnisse der Tatsachen und Zusammenhänge zu kümmern, damit das Bewußtsein ein reales Schauen in diesen Welten hervorbringt.

Die zweite Aufgabe, die für den heutigen Tag zur Verinnerlichung gedacht ist, ist die Stelle aus der Johannes Offenbarung: "Zweite Auferstehung und Weltengericht"(Off 20,11-15). Um zu einem realen Erklären und lebendigeren Fühlen dieser Stelle überhaupt nur annähernd zu kommen, beginne man zunächst einmal, sich über die einzelnen Worte wie "zweite Auferstehung" oder "Feuersee" lebendige Bilder zu formen. Es heißt in dieser Offenbarung: "wer nicht in das Buch des Lebens eingeschrieben steht, der wird in den Feuersee geworfen." Was meint wohl

Johannes mit diesen Symbolen und Bildern? Welche geistige Wahrheit, die unserem außerirdischen und irdischen Leben inneliegt, spricht er in seiner prophetischen Botschaft an? Auf langsame, meditative Weise entwickelt sich ein tieferes Verstehen für die tatsächliche Wirklichkeit. Es mögen viele Wochen, Monate oder Jahre vergehen, bis eine Stelle wie diese real geschaut und somit in eigenen Worten ohne spekulative Interpretation wiedergegeben werden kann. Heute, zu Beginn der Tage, erscheint eine solche Auseinandersetzung natürlich sehr schwierig. Gerade auch weil sich noch kein äußeres, erfolgreiches Ergebnis ersehen läßt, erscheint es so schwierig. Die Arbeit selbst bleibt dennoch praktisch und unkompliziert.

Auf langsame Weise wollen wir uns ein bildhaftes, lichtes und anschauliches Denken aneignen. Um geistige Augen im Herzen auszuprägen, bedarf es einer längeren Vorbereitung, der Objektivierung des Denkens und eines Offenwerdens des Empfindens. Die vielen Begriffsbestimmungen über die Seele, über das Bewußtsein und über den ewigen Geist, mögen mit der Zeit verwirrend wirken. Es bietet sich aber für den Schüler auf dem Pfade der Erkenntnis keine Wahlfreiheit an. Er kann nur durch aktive Auseinandersetzung und unendlich geduldige Bemühung die vielen Begriffe und Bezeichnungen, die in unserem Wortschatz existieren, zu einem realen Erleben bringen. Was ist die Seele? Wie zeigt sich die Seele? Welche Bedeutung nimmt die Seele ein? Die Seele ist jener unsterbliche, kosmische Bürger aus dem Sonnenland, der zur Erde geht, der aber nicht von der Erde geboren ist. Das Mysterium steigt in die Welt herab und kann nicht vom normalen Verstande gedeutet werden. In Form eines Lichtwesens oder eines Sphärenwesens begibt sich diese Seele in das Verlies des menschlichen Leibes. So kommt ein kleiner, unsichtbarer Bürger aus dem ewigen Weltenraum in die irdische Welt herein und taucht in der Materie des Körpers unter. Nicht die Materie gebiert diesen unsichtbaren Bürger. Er schafft sich aus seiner Weisheit selbst. Er kommt aus dem ewigen Raum des Lichtes herein in den sichtbaren Raum der Welt. So ist die Seele ein unsterblicher Bürger im Irdischen, der scheinbar kommt und scheinbar wieder geht.

Um die irdische Welt in ihrer Differenziertheit näher zu charakterisieren, helfen uns die Begriffe von Sattva, Rajas und Tamas. Sie entsprechen der indischen Philosophie des Shankhya-Yoga. Alle Erscheinungsformen dieser sichtbaren Welt und auch der psychischen Welt können durch diese Begriffe eine Differenzierung und Charakterisierung erhalten. Die drei Gunas Sattva, Rajas und Tamas, wie sie genannt werden, sind keine starren Bezeichnungen, vielmehr sind sie dynamisch und bewegt im beständigen Wechsel. Sattva ist das reine Prinzip, Rajas das mehr idealistische, ausschweifende Prinzip und Tamas das verblendete, dunkle Prinzip. Nehmen wir das Beispiel des religiösen Lebens zur bildhaften Charakterisierung dieser Begriffe. Wenn man die Religion für seine eigene Sicherheit und eigene Identität in Besitz nimmt, so entspricht dies dem Tamas. Eine Religion im Sinne des Habens und Besitzens ohne Auseinandersetzung, ohne Hingabe und Rechtschaffenheit in der Charakterbildung, führt den Menschen in eine falsche Identität und somit in die Dunkelheit. Diese Art des Bewußtseins beschreibt die Unwissenheit und somit den Begriff des Tamas. Wenn nun eine Auseinandersetzung erfolgt, und diese Auseinandersetzung in unlogischer oder leidenschaftlicher Weise stattfindet, dann herrscht das Prinzip des Rajas vor. Die Rajas-Religion kennzeichnet sich durch das sinnliche oder ausgleitende, idealistische Gedankenleben. Die Vorstellungen entsprechen nicht der Wirklichkeit. Die emotionale Innenwelt überwiegt gegenüber dem reineren Herzensfühlen. Die Rajas-Religion finden wir heute in den esoterischen Techniken und emotional geprägten Glaubensformeln sehr häufig. Viele Vorstellungen und Gedanken über die Religion und über den Charakter regieren unsere Kultur. Sie entsprechen aber nicht dem logischen Innenleben und sind fern von einer reineren Nächstenliebe. Anstelle der Tugenden regieren idealistische Sehnsüchte und Träume die Herzen der Menschen. Da sie idealistisch sind und einfach nur ein gewisses Wunschgebilde beschreiben, entfernen sie das Bewußtsein von der Realität und bedeuten ein Hindernis für die menschliche seelisch-geistige Entwicklung. Sie sind wie eine Schranke oder wie ein Netzwerk, das die wirkliche lebendige Erfahrung begrenzt und somit keine höhere Erkenntnis ermöglicht. Tamas und Rajas sind die beiden Gunas, die durch eine größere menschliche Bemühung und ein intensiveres Verständnis, das einem größeren Sattva entspricht, zurückweichen müssen. Das Sattva beschreibt das reine Prinzip und aus diesem reinen Prinzip entwickelt sich schließlich auch die Seelen- oder Selbstkraft. Die Selbstkraft aber gilt es von dem Sattva, von der Reinheit also zu unterscheiden, denn das Selbst, das ewige Ich-Bin ist nicht eine Erscheinung der Natur, sondern eine außerirdische Macht und Kraft. So unterscheiden wir auf der einen Seite die differenzierte Natur mit den Begriffen Sattva, Rajas und Tamas von der ewigen, außerirdischen Heiligkeit des Selbstes oder der unsterblichen Seele.

Wenn die Pflanze im Sommer zu ihrem größten Wachstum gelangt, zentriert sie die gesamte Kraft in die Blüte hinein und die Blüte bringt schließlich wiederum die Samen hervor. Die Pflanze selbst mit den Blättern zieht sich dann zurück, die Wurzeln verdorren mit der Zeit und auch die Blütenblätter fallen ab und es bleibt übrig dieser Samen. Der Samen nimmt in sich die ganze Lichtkraft und Wärmekraft der Sonne auf, über die Blüte, über die Blätter, über die gesamte Pflanze, und es wird diese Licht- und Sonnenkraft hineinkonzentriert in den Samen. Der Samen bleibt

schließlich übrig, er ist der reine Teil, der übrigbleibt. Dieser Samen fällt in die Erde, er bleibt in der Erde über den Winter und gebiert im Frühjahr eine neue Pflanze. So bleibt also übrig ein gewisser reiner Teil oder ein Sattva-Produkt, alles andere fällt ab. Wohl ist das andere nicht irgend etwas Schlechtes, aber um des Samens willen, um dieses einen konzentrierten Samens willen bleibt eben die Pflanze zurück, sie zerfällt und verdörrt, damit die Wärme- und Leuchtkraft im Samen rein konzentriert ist. Im Frühjahr kommt die Pflanze wieder hervor; aus dem Samen entsteht der Keim, aus dem Keim entsteht die Wurzelbildung und schließlich entsteht die Pflanze mit einer neuen Blüte, in der sich wiederum die Samen bilden. Und wieder vollzieht sich dieser gleiche Rhythmus des Werdens, Wachsens, Zerfließens, Verdörrens und des Konzentrierens rein auf den Samen. Der Samen ist der reine Teil, der schließlich in konzentrierter Form übrigbleibt. Wenn wir nun diesen Kreislauf beobachten in der Natur, finden wir ein wunderbares Beispiel auch für das Wesen der Seele. Wohl ist dieser Same nicht das Seelische, aber er ist das Reine. Das Reine, das Konzentrierte, das sich immer wieder fortsetzt. Es setzt sich fort, weil in diesem kleinen Teil, in diesem kleinen Korn, das der Reinheit entspricht, enthalten ist eine zentrierte oder geballte Sonnenkraft aus Licht und Wärme. Licht und Wärme sind enthalten durch diese kosmischen Einflüsse in diesem Samenkorn. Wohl kann man diese Kräfte nicht messen, aber diese Licht- und Wärmekräfte sind eigentlich die zentrierten oder konzentrierten Gestaltungskräfte, die angelegt sind. Sie erwachen wieder, sobald der Sonnenschein im Frühjahr den Boden erwärmt und dieses reine Körnlein schließlich wieder zum Wachsen und Sprießen bewegt.
Gerade diese Wärme, die in ganz feiner, nicht wertbarer Form enthalten ist, mehr als geistiger Bestandteil, bringt die schöpferische Kraft zu Wachstum und Gedeihen hervor. Es ist diese Wärme also enthalten, die eigentlich diese große, kosmische Sonnenglut ist. So ist etwas in diesem Pflanzenleben ständig enthalten, das nicht von der Erde ist.

Wenn wir also ganz natürlich dieses Beispiel vor unsere inneren Augen des Herzens rücken und dabei unkompliziert im Denken bleiben, so bemerken wir, daß dieser Same mit seiner Konzentration aus Wärme und Licht der ganzen Grundstruktur des Pflanzenwesens inneliegt. Wenn auch der Same während des üppigen Wachstums im Frühjahr und Sommer sich vollständig auflöst und in die Blattbildung und Blütenbildung verströmt, so wissen wir dennoch, daß der unwägbare Teil dennoch existent ist. Unsere sinnlichen Augen sehen von dem Samen zunächst noch kein Zeichen. Die Pflanze erhebt sich mit einer prachtvollen, lebendigen Gestalt, während auf unsichtbare Weise die Licht- und Wärmekraft schon zur Zentrierung des eigentlichen Prozesses drängt. Schließlich bleibt von alledem Wachsen und Sprießen, von dem Blühen und Duften wieder nur noch das kleine Körnlein übrig.

Es liegt dieser Schöpfung das Licht inne und es liegt dieser Schöpfung ebenfalls die Wärme zugrunde. Licht und Wärme sind die feinen Entitäten, die überall in jeder Pflanze, aber darüberhinaus in der ganzen Weltenschöpfung auf feine, geistige Art vorhanden sind. Die Wärme bezeichnet die Kreativ- oder Schaffenskraft. Die Wärme ist noch feiner als das Licht, sie ist die heiße Glut in der Sonne. Diese Glut, die auf unsichtbare Weise sich im ganzen Weltenraum verströmt, erweckt die Energien in der Erde. Die heiße Glut befindet sich ja auch als tatsächliche Substanz in der Erde und wenn diese Glut als Lava bei einem Vulkan durch die Oberfläche tritt, dann erstarrt sie mit der ersten Kälte und bildet Formen aus. Die Glut aber ist immer ein Zeichen des Kosmischen oder der sonnenhaften Wärme. Die Wärme verbirgt die schöpferische Kraft, die sich bei Berührung mit den schöpferischen Geistern in tausendfachen und abertausendfachen Formen ausgestaltet. Unsere sinnlichen Augen sehen überall die lebendige Vielfalt, die bunte Differenziertheit, und unzählbare und somit unendliche Erscheinungswelt. Wenn unsere sinnlichen Augen durch den Blick und das Verständnis der Seele eine neue Innerlichkeit bemerken, so sehen wir mit lebendigem Bewußtsein ein einziges Leben in allen Erscheinungen. Alle Multiplikationen schaffen sich aus einer Mitte. Wir sehen also eine unendliche Vielfalt und bemerken in dieser Vielfalt die außerirdische Energie des Lichtes und der Wärme. Ein einziges, ewiges göttliches Selbst in unmanifestierter Form ist ausgegossen über das Seelische in Licht und Wärme und es liegt diese Energie der ganzen Schöpfung inne.

Die Seele bleibt frei und unberührt von allen Leiden und Gegensätzen, von allen Mächten und Versuchungen. Das Licht ist ein unberührter Bürger auf dieser irdischen Erde. Die Erde ist ein Ort der Arbeit, ein Ort des Kampfes, des Leidens, des Konfliktes und des Todes. In dieser Erde, die das menschliche Bewußtsein erblickt, erscheinen die Gegensätze durch Gut und Böse. Die Seele ist nun nicht das Gute und sie ist natürlich auch nicht das Böse. Die Seele nimmt ihren Platz jenseits und doch diesseits in dieser Welt ein. Sie ist das Licht und sie ist die Wärme, die unberührt und frei von den Mächten des dualen Lebens sind.
Wenn ihr nun, die ihr auf der Gottessuche seid, einmal eine Überlegung anstellt, so werdet ihr auf einen großen Irrtum, der sich im Innersten des Denkens und Fühlens aufwühlt, stoßen. Hier ist Aufmerksamkeit notwendig. Die geistige Entwicklung wird allzuleicht mit einem Aufsteigen zu einem gewissen Höhepunkt oder zu

einem gewissen Endziel verstanden. Mit diesem Höhepunkt oder mit diesem Erfolg erscheint eine mystische Erfahrung Wirklichkeit zu werden. Aber in diesem Bemühen des äußeren Menschen liegt ein Anachronismus. Und dieser Anachronismus führt das Bewußtsein in ein Labyrinth aus dem man nicht so schnell den Ausweg findet. Durch eine sorgfältige Überlegung werden aber die Wurzeln der Unwissenheit und des Irrens ausgerissen. Die Seele ist ein unberührter Bürger. Sie ist ein kosmisches Wesen und dieses Wesen bleibt frei von allen Taten, bleibt frei von allen Gedanken, bleibt frei von allen Gefühlen. Die Seele ist jener ewige, unberührte reine Lichtkörper aus dem außerirdischen, unendlichen Reich. Die Seele bleibt unendlich, bleibt unsterblich und bleibt frei von allen Verwicklungen. Und wenn ihr in eurem Bewußtsein die vollkommene Identität dieser Seele, dieses heiligen Reiches und Ich-Selbstes realisiert, dann werdet ihr eben ohne Zweifel und ohne Verzögerung zu einer unmittelbaren Freude gelangen. Sofort fällt das belastende Denken und erregte Fühlen hinweg. Mit der Erkenntnis weicht die Begierde und jede falsche Identifikation. Die falschen Glaubensvorstellungen sind die Hindernisse, die euch immer wieder von dem Wahrheitsschauen, von der Wahrheitsliebe und von der Selbstverständlichkeit des Tuns abhalten. Es sind nur falsche Vorstellungen, die das Herz besetzen und das Gehirn verschatten. All diese Glaubensbegriffe und Bezeichnungen halten euch von dem übersinnlichen, natürlichen und reinen Schauen fern. Die Wiederholung aber kräftigt das Bewußtsein und stimmt das Verstehen auf tiefere Ebenen ein. Die Seele ist ein Lichtbürger, die Seele ist ein außerirdisches Wesen. Es ist das Ich-Selbst und es ist euer Leben. Das ewige Leben drückt sich aus im individuellen Leben und dies ist nach seiner wahren Natur ein reines, ewiges Sein.

Die geistige Realität ist also im Selbst gegründet. Und dieses Selbst ist unberührt von dieser Erde. Alle Werke, die der Mensch tut, sind von diesem Selbst unberührt. Alles, was er im Gehirn erdenkt, bleibt unberührt von diesem einen Selbst. Und alles, was die Nerven an Schmerzen und Eindrücken vermitteln, bleibt unabhängig von dem Selbst. Dieses Selbst ist also frei von allen Gefühlen, selbst von den allerinnigsten, selbst von den größten Freuderlebnissen oder extatischen Erfahrungen. Das Selbst ist ewig, außerirdisch und göttlich. Es ist ein heiliger Bürger auf dieser Erde. So ist im Menschsein eine Vorbereitung zur Erkenntnis und zur Hingabe an dieses Selbst möglich, aber es gibt keinen Aufstieg zu den unendlichen heiligen Dimensionen des ewigen Geistes. Dem Menschen ist die Pflicht auferlegt, dieses eine Selbst unberührt durch sich selbst wirken zu lassen. Falsche Vorstellungen greifen in der Blindheit des Tamas danach und wollen dieses Selbst im Eigennutze berühren. Falsche idealistische Vorstellungen mit ihrer Leidenschaft und Erregtheit bezeichnen eine weitere Ausprägung. Sie sind eine Form des Rajas und können das Selbst niemals erreichen. Rajas und Tamas sind deshalb die Mauern, die das Bewußtsein von dem eigentlichen, wahrhaftigen Selbstbewußtsein und von der überschäumenden, mystischen Erfahrung abhalten. Die Seele ist selbst Licht und ist selbst Wärme. Dieses Licht und diese Wärme werden immer wieder in einem menschlichen Leibe geboren. Die Geburt der Seele erfolgt in Reinheit, so wie der Same bei einer Pflanze in Reinheit das Pflanzenwesen kreiert. Der Same enthält auf feinste Weise die kosmischen Entitäten. Es ist nun die Seele, die wiedergeboren wird im Menschen im Sinne von Licht und Wärme.

Wie bei einem Samen Licht und Wärme nicht abzumessen oder abzuwiegen sind, so wird man im irdischen Leben auch keinen greifbaren Bestandteil der Seele finden. Das Seelische ist Licht und Wärme. Selbst bei den gescheitesten Menschen auf dieser Erde findet man keine wägbare Seele, denn wenn man sie auf die Waage legt, so kann man das Physische messen, aber eben nicht das Seelische. Denn wie sollte man das Unwägbare mit den physikalischen Instrumenten messen. Sucht man diese Seele in der äußeren Welt, erkennt das Auge die äußere Form und es sieht das Herz einen Spiegel von feinster Art der Wärme und des Lichtes. Das Licht und die Wärme bilden zusammen in ihrer Summe die Seele, die ausgegossen in die ganze Weltenschöpfung ist. Sie ist unbegrenzt, wie auch das Selbst des Menschen unbegrenzt ist. In der ganzen Schöpfung lebt die geheimnisvolle Kraft der Sonne und des einen göttlichen Selbstes. Nicht ein einziger Partikel dieser Erde ist abgespalten von Licht und Wärme. Das schöpferische Selbst liegt in dieser Welt und es bildet diese Welt. Die psychischen Tendenzen, die wir im Mentalbewußtsein erfahren, unterliegen einer Begrenzung und dennoch sind auch sie eine Schöpfung von Licht und Wärme. So ist das Begrenzte in seiner Differenziertheit und tausendfachen Vielheit ein Ausdruck des einen ewigen zeit- und raumlosen Lebens.

Was bedeutet nun ein Sattva-Fühlen im Vergleich zu Tamas oder Rajas? Sattva bedeutet Reinheit und diese Reinheit führt zu einer ersten Sicht der wahren Wirklichkeit. Tamas gründet sich auf Dunkelheit und Verblendung, auf einem niederen und ignoranten Bewußtsein, das nur jenes akzeptiert, was ihm sympathisch ist. Tamas nimmt das eigene Bewußtsein vollkommen in Besitz und verwirft alles andere. Rechthaberei und Ignoranz sind Zeichen des Tamas. Ein Mensch, der in Tamas seine Sinne prägt, neigt zu häßlichen Formen, zu niedrigen Begierden, zu Kritiksucht und mehr oder weniger sichtbaren, brutalen Ausschweifungen. Freude und Liebe können aus diesem Menschen nicht gedeihen, solange ihn die Dunkelheit und Verblendung bindet. Aber auch jene Menschen, denen es an Logik und Innerlichkeit im Bewußtsein fehlt, die den Rajastendenzen unterliegen, können keine Wahrheit und Seligkeit entgegennehmen. Deshalb ist auf dem geistigen Entwicklungsweg alles leidenschaftliche Ausschweifen zu eliminieren. Eine Schulung und ein sorgfältiges Studium sind also notwendige Voraussetzungen zur Erkenntnisbildung. Das niedrige Begehren und niedrige Ergreifenwollen des Geistes wird durch eine größere Aktivität des Gebens und durch eine erweiterte Erkenntnis im Schauen abgelöst, damit sich auf der Grundlage von Reinheit das Gnadenprinzip des Geistseins entfalten kann.

Wenn Sattva vorherrscht, so existiert damit ein guter Boden, der zu einem Empfangen des ewigen göttlichen Samens oder des ewigen Selbstes dient. Dieses Selbst braucht der Mensch nicht mehr suchen, denn es lebt ja ohnehin durch seinen außerirdischen Charakter überall. Dieses Selbst ist der erhabene Gast auf der irdischen Welt.

Fassen wir das bisher Gesagte in einer praktischen Betrachtung zusammen. Die Seele ist ein kosmischer Bürger. Sie kann nicht durch die irdischen Hände auf direkte Weise erreicht werden. Um zu ewiger Gnade und ewiger Wahrheit im höheren Selbste zu gelangen, müssen die niedrigen Tendenzen von Tamas und Rajas vollständig überwunden werden. Falsche Glaubensvorstellungen sind durch ein reineres Bewußtsein zu ersetzen. Eine Wachheit und genügend große Selbstaktivität im lebendigen Denken, lebendigen Fühlen und lebendigen Handeln bilden im Gesamten eine Grundlage zur Verwirklichung. Wenn die gottesfürchtige Bewußtseinsseele sich dem Gähnen und Müdesein überläßt, fällt sie allzuleicht in die Körperverhaftung und somit in das Tamas. In diesem Falle erscheinen eine erhöhte Arbeitsleistung, eine erhöhte Gedankenaktivität und Auseinandersetzung notwendig. Der Schlaf ist gesund im rechten rhythmischen Maße. Während des Tages aber sollte die Sonne scheinen und das Mondenlicht sollte schweigen. Nach der Müdigkeit ergreift den Menschen die Unruhe seiner Emotionen und auch diese müssen vollständig auf dem geistigen Entwicklungsweg durch rechtes Entscheiden, rechtes Handeln und rechtes Meditieren, durch einen reinen Charakter und eine reine Zielsetzung überwunden werden. Die gottesfürchtige Bewußtseinsseele muß in ihrem Ringen um Erkenntnis und um wahrhaftige Hingabe vielfach Dinge tun, die sie nicht gerne tut. Sie muß sich aus dem Träumen und den sinnlichen Gefühlen erheben. Selbst wenn die Knie schon etwas zu zittern beginnen, so sollte die gottesfürchtige Bewußtseinsseele sich nicht von ihrem großartigen Ziel der Selbstverwirklichung abbringen lassen.

Die Entwicklung von richtiger Aufmerksamkeit

(Vortrag vom 23. Septemer 1993)

Das Aufrechterhalten einer inneren gedanklichen Aktivität entspricht dem 6. Chakra, der zweiblättrigen Lotusblume. Dieses Chakra ist im Kopf lokalisiert und wird symbolisch zwischen den Augenbrauen angedeutet. Eine gedankliche Aktivität in einem reineren, bewußteren und geordneten Sinn aufrechtzuerhalten kann man als richtige Aufmerksamkeit oder Wachheit bezeichnen. Da diese Wachheit meist durch mangelnde Aktivität nicht sogleich möglich ist, benötigt man eine längere Vorbereitungs- und Übungszeit. Gewöhnlich sind drei Tage der Schulung der Konzentration und Auseinandersetzung mit einem geistigen Thema notwendig, um eine rechte Wachheit mit rechter Klarsicht und wirklichem Wahrheitsdenken hervorzubringen. Aufmerksamkeit und Wachheit sind als Grundlage für jede spiritiuell orientierte Übungspraxis erforderlich, sie sind eine Voraussetzung für die Entwicklung eines selbstaktiven, rhythmisch geordneten Bewußtseins.

Die Entwicklung der zweiblättrigen Lotusblume in der Mitte der Stirn stellt eine erste Schwierigkeit in der Geistesschulung dar. Sie mag heute von der Bewertung aller Schwierigkeiten, die die spirituelle Lebensschule mit sich führt, wohl eine der größten sein. Der Grund für diese Schwierigkeit besteht besonders in unserer Zeit, weil der Mensch in seinem Bewußtsein sehr leibgebunden und damit unflexibel und dicht geworden ist. Das gewöhnliche menschliche Bewußtsein, und das gilt für fast alle Menschen, ob sie nun esoterische Techniken benutzen oder nicht, ist stark verhärtet und somit unbrauchbar für ein dynamisches Erkenntnisleben. In früheren Zeiten war dies noch völlig anders. Vor 2000 oder gar vor 4000 Jahren bewegte sich das menschliche Fühlen und Empfinden, das Schauen und erkennende Denken in einem viel lebendigeren und weiteren Blick zwischen Erde und Himmel. Heute sieht das Bewußtsein die Materie und die irdischen Körper und berechnet mit dem Denken die Logik der Zusammenhänge und Verhältnisse. Das wesenhafte, feinere und bewegtere Leben jedoch bleibt für die Augen des Herzens und für alle weiteren Sinne unerkannt. Um eine heilsame Wirklichkeitserkenntnis hervorzubringen, bedarf es für den heutigen Menschen erst einmal einer Vorbereitung und Rhythmisierung des Denkens, damit mehr Hingabe und Direktheit entstehen. Er lernt sein niederes Ich, das an Gefühle und Emotionen anhaftet, durch eine wirkliche schöpferische und aktive Auseinandersetzung und Tatkraft zu überwinden. Die Träume, Gefühle und Ideen weichen einem größeren Wahrheitsdenken und Wahrheitsbewußtsein. Ist die Energie über drei Tage geschärft, so ist das Denken für größere

Offenbarungen und Geheimnisse gerüstet, so daß eine Heilkraft in den Menschen einziehen kann. Auf dem Wege zu wirklicher objektiver Aufmerksamkeit, die sich auf gleichmütiger Gelassenheit gründet, benötigt man sehr viel Geduld und man muß Mißerfolge einkalkulieren. Ein wunderbares Beispiel von dieser Hingabe und direkten Bemühung um den rechten Erfolg einer Sache erzählt uns der heilige Franziskus. Franziskus ging in seiner Anfangszeit zum Bischof, um die Erlaubnis zum Predigen zu erhalten. Der Bischof aber wies ihn ab. Franziskus konsultierte ein zweites Mal den hohen Amtsvertreter, aber er wurde sogleich wieder weggeschickt. Der Bischof hielt nichts von der Person des Franziskus. Der Heilige gab aber nicht auf. Nachdem er ein drittes Mal einen Versuch startete, ließen ihn die Türhüter schon gar nicht mehr eintreten. Der heilige Franziskus blieb tapfer und schlich sich über den Dienereingang hinein. Er wählte den Eingang des Personals, der Küchenhilfen und Putzfrauen. Als er beim Bischof angelangte, war dieser von seiner Demut und wiederholten Bemühung gerührt und er erlaubte ihm das Predigen.

Wiederholte Bemühung wird für die erfolgreiche geistige Verwirklichung immer notwendig sein. Das niedrige Ich muß mit Disziplin, Bemühung und Ausdauer durch einen Größeren Willen und eine größere Zielsetzung unterworfen werden. Erst wenn die ersten Schritte zu einer größeren Bewußtheit getan sind, sprechen wir von Wachheit und dem Vermögen des richtigen aufmerksamen Sehens. Die Wachheit, die dem sechsten Chakra zwischen den Augenbrauen entspricht, schenkt einen großartigen Erfolg und Gleichmut, die sich in Leichtigkeit und Freude gegenüber der äußeren Welt verkünden.

Diese Offenheit und daraus resultierende Leichtigkeit führen zu Sympathie im Äußeren und zur Bejahung des Lebens. Das einfache, ruhige, beschauliche Denken entspricht der zweiblättrigen Lotusblume zwischen den Augenbrauen. Ist sie in ihrer Strahlkraft offen, erwacht das Merkmal der Leichtigkeit. Das alte Denken ist durch ein größeres, weiteres Wahrheitsdenken und reineres Fühlen aus dem Herzen überwunden. Dadurch entstehen rechte Aufmerksamkeit, eine entspannte Haltung und eine erste Wirklichkeitssicht.

Praktisch gesehen bedeuten die Wachheit und richtige Aufmerksamkeit eine Freiheit des Denkens von der Emotionalität. Das Denken ist von den Gefühlen losgelöst, und die Gefühle sind wiederum vom Willen getrennt. In diesem erhöhten Wachbewußtsein erscheint eine größere Konzentration, und der Gedanke spiegelt sich von der wesenhaften Seite ins Bewußtsein. Normalerweise ist durch unsere Art und Weise des Lebens der Gedanke sehr tief im Leiblichen untergetaucht. In dieser Tiefe verursacht er Schwere. Durch eine verstärkte Bemühung um ein richti-

ges Sehen und Beurteilen löst sich der Gedanke aus den schweren Körpergefühlen und er gewinnt eine lichte Dimension. Dieses neue Denken, das durch erhöhte Wachheit entsteht, umkleidet den Menschen wie einen Sternenhimmel. Die Gedankenwesenkräfte sind gleich Lichtern, die ihn führen, lenken und leiten.
Leichtigkeit ist ein Zeichen der Nichtidentifikation mit den Wünschen und Gefühlen des Leibes. Die Wünsche erwachen aus Samskaras und diese sind ein Strom von Begierden. Die Wünsche und Gefühle des Leibes nehmen die Gedanken gefangen und lenken sie aus der üblichen Klarheit und Leichtigkeit in eine Schwere und Bindung ab. Diese Schwere, Ballung und Bindung führen den Menschen in eine verhängnisvolle Verstrickung. Denn fehlen die Aufmerksamkeit und klare objektive Wachheit, wird er entweder träumend oder kritiksüchtig. So träumt er in seinem Leben und bleibt passiv oder er verfällt sogleich den Mustern eines vorurteilsvollen Denkens. Er muß seine äußere Meinung behüten und verteidigen, da er seine Person mit dieser Meinung identifiziert.

Die Gedanken können dadurch nicht ihre Leichtigkeit und naturgemäße Freiheit gewinnen. Der Mensch hastet nach irdischer Freude und irdischer Zufriedenheit. Er hält die Welt fest. Das Bewußtsein verfällt den Schwerekräften, denn es sieht nicht die Heimat der Seele und wünscht sich auch nicht mehr das unsterbliche, ewige Leben oder Seelenheil im ganzen Dasein. Sieht man aber diese wirkliche Heimat, die den Menschen einmal zuteil werden wird, dann wird eine Bejahung mit Sympathie und Freude in allen Lebenslagen erwachen. Die irdische Schöpfung in ihrer Vielfalt kann durch eine solche gelebte, religiöse Grundstimmung, die ein Wahrheitsbewußtsein und eine Wahrheitsliebe enthält, mit Freude angenommen werden. Alle unterschwelligen Wünsche und Forderungen weichen dieser Leichtigkeit. Mit der Bejahung in diesem Sinne erwacht erst die wunderbare Kraft der vollkommenen Ehrlichkeit und Aufrichtigkeit. Diese Freiheit und Leichtigkeit lebt noch in einem Nachklang im Geiste des indischen Volkes. Die indische Kultur bewahrte sich eine Freiheit und verfiel damit nicht so sehr dem persönlichen, emotionalen Machtstreben und dem Materialismus mit seinen Abhängigkeiten. Wenn auch die Kultur vielfach Degenerationen zeigt, so lebt in ihr eine innere Gelöstheit und eine gewisse Sorglosigkeit gegenüber dem Tod. Jener Mensch, der Angst vor dem Tode hat, hält an seinen irdischen Fixierung fest. Der Tod ist die Befreiung der Seele und somit die Befreiung aus aller Bindung. Unbewußt trägt aber unser Leben eine unnatürliche Angst vor dem Tode in der Mitte. Diese Angst entsteht durch die seelische Passivität. Eine richtige Aktivität mit einer größeren Zielsetzung im Sinne einer gebenden und verantwortungsvollen Tätigkeit bringt eine größere Freiheit und Freude in das Dasein. Durch richtige Ziele kann keine Angst vor Verlust oder

Tod aufkommen. Je passiver aber ein Mensch in seinem seelischen Leben wird, umso mehr Fixierungen und Ängste binden ihn an die Welt. So wird er durch seine Angst und seine Anhaftung körperlich gedrungen und schwer, und seine Ausstrahlung nimmt Härte und Kälte an. Es fehlt dem Menschen an Leichtigkeit. Mit der Leichtigkeit fehlt ihm auch die Seligkeit, und es bleiben nur noch Antipathie und Verlustangst.

Der heutige Mensch macht sich zu einem Tausendfüßler. Er stellt tausend Füße auf die Erde, damit er auch wirklich sicher auf ihr steht. Leichtigkeit heißt nun aber nicht, alle Arbeiten und äußeren Bindungen zu zerschlagen, sie ist ein erstes seelisches Produkt, das durch die rechte Zielsetzung und rechte Verfolgung dieser Ziele erwacht. Wenn die Zielsetzung alleinig in der unsterblichen Seele liegt, dann wird die sterbliche Welt mit Freuden bejaht, denn sie hilft dem Bewußtsein und somit dem ganzen Menschen zum Heil in seinem Selbst, und damit zum ewigen Leben. Fehlt aber diese wahrhaftige Zielsetzung, so bleibt nichts anderes übrig, als diese sterbliche Welt ständig mit eigener Willenskraft zu fixieren und aus ihr zu nehmen. Jedes Ziel, das erreicht wird in dieser Welt, stellt aber nur eine Illusion dar, denn es kann nicht den kosmischen Lebensauftrag, der dem Menschen eigen ist, ersetzen.

Wie Menschen in dieser Leichtigkeit leben und damit auch in dieser so heilen, unberührten Welt, beschreibt so wunderbar das Evangelium. Deshalb trägt es auch den Namen der Frohen Botschaft. Frohe Botschaft heißt ja Erlösungsbotschaft, Botschaft der Freiheit, Botschaft der kosmischen Liebe, Botschaft zum Heil der Seele. Das Evangelium beschreibt eine lichte, leichte, freie Welt. Es beschreibt die freie Welt der Seele, die dem Leben nach dem Tod entspricht. Das Evangelium benennt nicht, was der Mensch im Irdischen machen muß, damit er zu einem langjährigen Leben kommt. Es spendet in seinen Worten die selige Botschaft zu Geben und Nächstenliebe und zu einem tieferen Erfassen des eigentlichen, göttlich-geistigen Wirkens durch die Wirkungskraft des Jesus Christus wie auch aller Heiligen.

Wenden wir nun den Blick auf einen der Jünger von Jesus. Petrus ist ja allen von euch bekannt. Wie war es dem Petrus auf dem Wege der Nachfolge zu seinem Herrn oftmals zumute. Der Jünger Petrus war ja einer der eifrigsten Jünger Christi. Im Eifer verließ er seine Frau und seinen Berufsstand und folgte in allen Bedingungen dem Christus Jesus nach. Die Geschichte erzählt uns, wie es ihm auf seinem Wege der Nachfolge und in seinem Ringen um Erkenntnis und Verständnis ergangen ist. Petrus lebte wie die anderen Jünger eine aufrichtige aber doch recht unbe-

fangene und naive, fast kindliche Liebe zu Jesus. Seine Seele war sehr stark von der Liebe Christi angezogen und somit zutiefst vom Wahrheitsbewußtsein inspiriert. Der Einfluß der Christusliebe auf die Jünger gab ihnen ein ganz neues Fühlen, einen Glauben und ein natürliches Vertrauen. Aber dennoch blieb eine Naivität und vorerst auch eine Unwissenheit gegenüber dem wahrhaftigen Wirken und Leben ihres Herrn. Als beispielsweise der Christus Jesus von sich selbst zu den Jüngern sprach, daß er noch sehr viel leiden müsse, gab Petrus die unbedachte Antwort: "Nein, nein Dir soll das nicht angetan werden, Du sollst nicht leiden." Daraufhin schrie ihn Jesus an: "Satan geh weg von mir, weiche Du hinter mich!" Diese Stelle kennt ihr ja alle. Dem Petrus war da gar nicht gut zumute. Aber sein Eifer, seine Leichtigkeit und sein guter Wille zur weiteren Nachfolge blieben trotzdem. Vielfach wurden die Jünger von ihrem Herrn getadelt. Ja hart kamen ihnen manche Worte entgegen. So sprach einmal der Petrus mit eifriger und sehnsüchtiger Feuerglut im Herzen: "Herr, mit Dir will ich überall hingehen. Dich will ich immer begleiten. Niemals möchte ich Dich verlieren." Und Jesus antwortete ihm im sachlichen und aufrichtigen Dialog: "Ja, da wo ich hingehe, Petrus, da kannst Du nicht hingehen. Da denkst Du nicht richtig. Da hast Du mich noch nicht verstanden." Dem Petrus liefen die Tränen bis zum Boden herunter, als Jesus ihm das sagte. Der Glaube in ihm war aber stark, und er schritt auf dem Wege der Nachfolge ohne Zweifel und Zögern weiter. Die Ereignisse spitzten sich zu. Kurz vor dem dramatischen Geschehen der Verurteilung und Kreuzigung verleugnete der starke Jünger des Jesus durch Unbedachtheit und fehlende Aufmerksamkeit seinen Herrn. Er wurde sich dessen erst bewußt, als der Hahn dreimal krähte.
Die Leichtigkeit spiegelt sich durch das Evangelium im Charakter der Erzählung, die sich nahe an das Fühlen der einzelnen Personen lehnt, wieder. Die Geschichte erscheint lebendig, bewegt und erfüllt von Glauben. Die Seele lebt als unsterbliche Kraft in der ganzen Botschaft. Nach der Kreuzigung und der Grablegung mit dem mystischen Tod beginnt die Erzählung mit der Auferstehung, die eine wunderbare Schilderung geistiger Tatsachen darstellt. Die Jünger erlangten das hellsichtige Schauen erst mit den fortschreitenden Ereignissen. Mit der Auferstehung erscheint uns nicht der Jesus als Person oder körperliche Erscheinung, sondern der geistige Leib und somit die Seele des Jesus Christus. Die Jünger bemerkten diese geistige Auferstehung durch ihr weiterwerdendes Schauen und sie empfingen aus diesem geistigen Leibe, der über ihrem Leben strahlte, die wunderbaren Inspirationen der Wahrheit. Sie empfingen auch die Eindrücke von Ereignissen, die in der Zukunft geschehen sollten. Der Geist wirkte herab auf die Jünger und inspirierte beispielsweise den Petrus. So sprach dieser Christusgeist durch den Engel der Inspiration: "Petrus, liebst du mich?", "Ja Herr", antwortete Petrus, und kurz darauf: "Weide

meine Schafe!" Diese Inspiration wiederholte sich dreimal. Beim dritten mal gab Petrus zur Anwort: "Ja Herr, Du weißt alles über mich und weißt über meine Lauterkeit. Warum fragst Du mich?" Und der Herr spricht zu ihm: "Weide meine Schafe und folge mir nach!" Und Petrus spürte in diesen Augenblicken, daß ihm diese Inspiration seinen Tod, den er in der Nachfolge zu seinem Herrn erleiden wird, verkündete. So wußte Petrus, daß er ebenfalls den Kreuzestod sterben werde. Dennoch aber blieb er in einer Leichtigkeit und Freiheit gegenüber den äußeren Schrecken und Qualen dieser Erde. Seine Seele suchte weit mehr das geistige Heil und so konnte er aus diesem Ziel den Gleichmut gegenüber dem äußeren Verfall bewahren.

Die Unerschrockenheit und die Kraft, die allgemein die Menschen in ihrer Nachfolge Christi hervorbrachten, wurzelt in der großartigen Zielsetzung ihres gesamten Lebens, die sie aus ganzem Herzen zum ewigen unsterblichen Geiste Gottes bewahrten. Das Ziel ist nicht das irdische Glück, sondern nur das Heil in der Seele und der Wohlgefallen des Herrn. Auf diese Weise lebt in den früheren heiligen Menschen eine so großartige Tatkraft und ein so wunderbarer, getragener Rhythmus. Wenn wir das Evangelium lesen, gewinnen wir diesen Eindruck von Unberührtheit, Tapferkeit, Inbrunst und Aktivität im Glauben.

Der Mensch heute besitzt ein gewichtiges und für das geistige Leben hinderliches Selbstwertgefühl. Nehmen wir eine andere Erzählung des heiligen Franziskus, damit wir uns ein reales Fühlen zu dem Glauben und zur inniglichen Nächstenliebe, die diese Menschen der Geschichte besaßen, aneignen. Wenn heute unser Selbstwertgefühl durch irgendwelche Anschuldigungen oder unangebrachten Worte beleidigt wird, dann nehmen wir dies so überempfindlich wichtig. Die ganze Welt bricht zusammen, als ob dieses kleine, subjektive Leben der Mittelpunkt der ganzen Welt wäre. Wie wurden die Heiligen verworfen, wie sehr spottete man über Franziskus. Der heilige Franziskus ging beispielsweise zur Kirche, um eine Erlaubnis für sein Wirken vom Papst einzuholen. Nach einigen anfänglichen Schwierigkeiten erhielt der Poverello tatsächlich die Erlaubnis zur Arbeit und Verkündigung seiner Lehre. Die Herren der damaligen Kirche sahen in Franziskus aber keine heilige Gestalt. Sie bezeichneten ihn als einen Halbverrückten, der sich eben dem Leben der Armut widmete. Sie sagten es ihm auch ins Gesicht und meinten, daß es für sie von Vorteil ist, wenn er draußen nahe bei Assisi lehrt, denn damit bringt er das ungebildete Volk und die Armen wieder zur Kirche zurück. Zu dieser Zeit benötigte die Kirche unbedingt wieder Zulauf, denn sie bestand damals nur aus reichen Menschen. Für diese Aufgabe konnten sie Franziskus akzeptieren. Franziskus aber dachte praktisch und wertete nicht nach irgendwelchen Gefühlen oder äußeren, persönlichen Zeichen. So fühlte er sich am Ziel, denn er konnte seine Botschaft verkünden. Völlig unwichtig war es ihm, welche Meinung die Menschen von ihm hatten. Er nahm seine Mission auf und erfreute sich der Seligkeit seiner Arbeit und der Liebe Gottes, die ihn begleitete.

Reines Denken und reine Gottesliebe verändern das ganze Leben. Jene Menschen, die eine religiöse Nachfolge praktizieren, müssen Verspottung und Verwerfung annehmen. Mit der Leichtigkeit, dem Glauben und dem Wissen ist dies einfach. Leichtigkeit führt zu Unberührtheit und Unberührtheit führt zu Seligkeit. Die Leichtigkeit und Freiheit gilt es vor allen Dingen gegenüber den inneren Selbstwertgefühlen zu entwickeln.

Wenn man von gescheiten Menschen der Welt verworfen wird, dann weiß man im Herzen, daß man auf dem richtigen Wege ist und darf dem Herrn danken. Ein Leben, das wirklich gottgeweiht ist, wird zum Anstoß in der Welt. Die Welt bekämpft die Wahrheit, denn in ihrem Glauben, in ihrem Denken und Fühlen ist sie nicht vorhanden. Gerade in unserer westlichen Welt sind viele Menschen äußerlich eine Autorität und innerlich ein reißender Wolf. Der Glaube erfordert ein starkes Bewußtsein, das im Selbst gegründet ist, damit die Nachfolge Christi zu einem Weg der Freude und Leichtigkeit wird. In dem Evangelium nach Lukas heißt es: "Glückselig seid ihr, wenn ihr verworfen werdet um meines Namens willen, denn so ging es allen vor euch. Hüpft und freuet euch, denn euer Lohn ist groß in den Himmeln." (Lk 6,22-23)

Weitere Titel von Heinz Grill

Harmonie im Atmen
Vertiefung des Yoga-Übungsweges
Hugendubel-Verlag
150 Seiten, DM 22,–

Die Seelendimension des Yoga
Praktische Grundlagen zu einer neuen Yogalehre
Hugendubel-Verlag
150 Seiten, DM 22,–

Das Hohelied der Asanas
Die Bedeutung und Ausführung fortgeschrittener Asanas
175 Seiten, DM 22,–

Yoga und Christentum
Grundlagen zu einer christlichen Meditations- und Yogapraxis
224 Seiten, DM 38,–

Lieder in Hingabe an Gott
Religiöse Lieder aus verschiedenen Kulturen und Zeiten
128 Seiten, DM 22,–

Ernährung und die gebende Kraft des Menschen
Die geistige Bedeutung der Nahrungsmittel
112 Seiten, DM 22,–

Die Seelenseite des Lehrens und Erziehens
Vorträge von Heinz Grill
80 Seiten, DM 15,–

Alle Titel sind zu beziehen über:
Verlag für Schriften von Heinz Grill
Hohenburg 29, 83564 Soyen